현대 가정의학 시리즈 18

온 가족이 다함께 건강한 한 평생을 !!

기미·잔주름 방지법

완벽한 사진해설

현대건강연구회 편

太乙出版社

머 리 말

언제까지나 젊고 아름다운 피부를 간직하고 싶다는 것은 모든 여성에게 공통되는 바램일 것이다. 그러나 여성의 피부도 30대를 맞이하면 서서히 쇠약을 보이기 시작하여 기미나 잔주름 때문에 신경이 쓰이게 된다. 노화는 누구에게 있어서나 피할 수 없는 현상이라지만 피부가 나이 이상으로 늙지 않도록 평소에 주의가 필요하다.

이런 노화를 멈추게 하고 싱싱한 피부를 유지하기 위해 옛날부터 여성은 여러 가지 노력을 기울여 왔다. 그러나 그 노력이 정말 피부에 도움이 되었는지 어떤지는 의문이다.

서점에 가면 미용에 관한 책이 쭉 늘어서 있다. 그 내용은 실로 여러 가지여서 어느 것이 옳은 것인지 헷갈리는 일은 없었는가. 개중에는 레몬팩으로 기미를 없앤다, 직접 만드는 화장품이 제일 안전하다, 인공 자외선으로 피부를 싱싱하게 한다는 등, 우리들 피부과 의사가 보면 위험한 미용법까지 소개되어 있다.

비타민C는 피부의 색을 결정짓는 멜라닌 색소의 생산을 억제하고 기미나 주근깨를 엷게 하는 작용이 있다는 것은 분명하다. 그러나 그렇다고 해서 레몬으로 팩을 해도 아무런 도움이 되지 않는다. 천연비탄민 C는 피부로 흡수되지 않으므로 레몬팩을 해도 중요한 멜라닌 색소가 있는 부분까지는 도달하지 못하기 때문이다. 그러나 반대로 레몬이 피부를 자극하여 기미를 만드는 경우도 있다.

또 직접 만든 화장품에는 세균이 번식하기 쉽다는 점을 보더라도 결코 권유할 만한 방법은 아니다. 자외선은 피부에 있어서 가장 큰 적이며, 멜라닌 색소를 증가시켜 기미나 주근깨를 짙게 하고 피부

세포를 파괴하여 노화를 촉진시킨다. 그러므로 아름다운 피부를 유지하기 위해서는 자외선을 피하는 것이 기본이며, 일부러 자외선을 피부에 닿게 하는 것은 스스로 노화를 촉진시키는 일이다.

즉, 피부 조직을 이해하지 않고 노력을 계속하면 오히려 피부를 다치게 한다.

화장품의 사용법도 문제이다. 화장품은 건강한 피부인 사람이 그 건강한 피부를 유지하기 위해 사용하는 것이지 피부 이상(異常)을 치료하거나 피부를 만드는 것은 아니다. 그러나 실제로 피부의 이상(근지러움, 달아오름, 습진 등)을 치유하려고 화장품을 사용하여 오히려 더 증상을 악화시키는 사람이 적지 않다.

화장품은 아름다워지고 싶어 하는 여성의 마음을 만족시키고 또 자외선을 방지하여 피부의 촉기를 유지시켜 준다는 점에서도 여성에게 빼놓을 수 없는 소도구이다. 그러나 그 사용법이 잘못되면 여러 가지 트러블을 일으킨다.

이 책에서는 기미와 잔주름을 중심으로 피부를 되살릴 여러 가지 트러블을 방지하는 방법을 알기 쉽게 설명했다. 전반부는 오늘부터 당장 실행할 수 있도록 매일매일의 피부 관리법을 사진설명을 해두었다. 화장품의 사용량이나 손가락의 사용법까지 상세하게 도시(圖示)했으므로 올바른 손질법을 이해할 수 있을 것이다. 또 후반부에서는 기본적인 피부 구조나 잘못 알고 있는 화장 상식에 대한 해설을 덧붙였다. 읽고 나면 피부구조에서부터 기초 미용법까지 이해하게 될 것이다.

이 책이 여성의 피부를 아름답고 싱싱하게 유지하는 데 보탬이 되었으면 한다.

차　례 *

* 차 례

기미 · 잔주름을 치료하고 건강한 피부를 위한 이론편

12

* 차 례

누구나 쉽게 이용할 수 있는

기미·잔주름 방지법

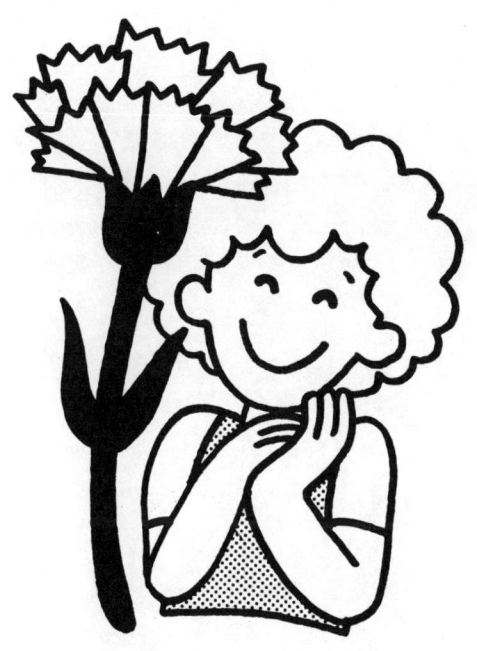

기미·잔주름의 전조(前兆)를 아는 간단한 체크 포인트

　기미나 잔주름은 한번 생기면 좀처럼 간단하게는 고칠 수가 없다. 그러나 증상을 악화시키느냐 어떠냐는 평소의 손질 여하에 달려 있다. 일찍 조치를 취하면 기미나 잔주름의 진행을 방지하고 증상을 가볍게 할 수 있다. 자신의 피부 상태를 체크하여 증상 악화를 미연에 방지하자.

기미, 잔주름의 전조(前兆)

　○ 피부가 건조해지기 시작한다……피부가 까칠하고 당기며 화운데이션을 발라도 잘 먹지 않는 증상은 없는가. 수분이 부족하여 건조한 피부는 잔주름 발생의 전조(前兆)이다.

　○ 햇볕에 탄다……이것은 잔주름이 생기고 피부가 타는 두 가지 일을 만드는 큰 원인이다. 자외선은 피부의 멜라닌 색소의 수를 늘리기 쉬운 동시에 이 늘어난 멜라닌 색소의 색을 짙게 하여 기미를 만들게 된다. 또 피부의 세포를 다쳐 노화를 촉진시켜 주름을 만드는 것도 자외선이다. 또한 햇볕에 탄 뒤의 피부 건조도 잔주름의 큰 적이

다.

○ 피부가 거칠다……피부가 거칠어도 잔주름을 만든다.

○ 까진 상처나 화상을 입었다……기계적, 물리적인 피부 자극이나 화상 등도 멜라닌 색소를 만드는 세포의 움직임을 활발하게 하여 기미를 만든다.

기미나 잔주름을 만들기 쉬운 환경

기미는 자외선, 잔주름은 피부의 건조와 자외선이 큰 원인인데, 다음과 같은 환경도 기미나 잔주름을 만드는 원인이 된다.

○기미……정신적 스트레스나 내장(內臟)의 병, 호르몬의 이상(異常)도 기미를 만드는 원인이 된다. 임신중일 때 기미가 생기는 것도 호르몬이 관계되기 때문이 아닐까 하고 있다.

○잔주름……찬 바람에 피부를 노출시킬 기회가 많거나 냉·난방이 잘 된, 습도가 낮은 방에 있으면 피부가 건조되기 쉽고 잔주름이 생기기 쉽다.

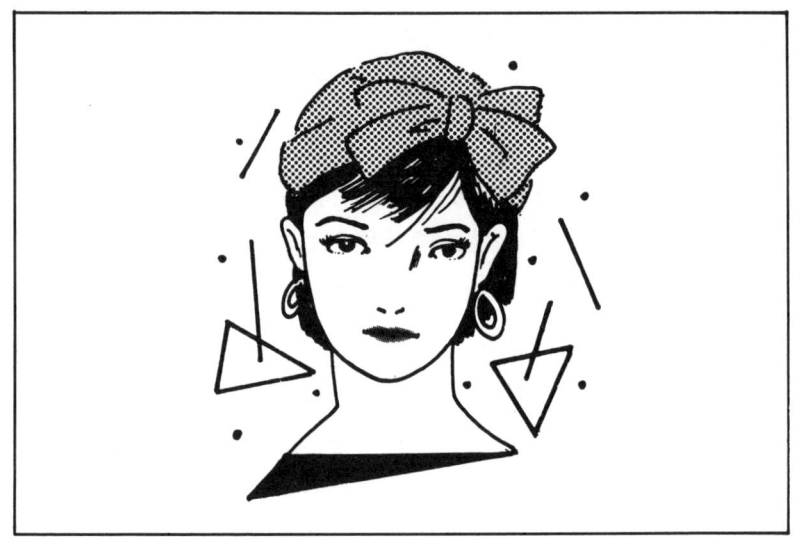

이 밖에 과로, 끽연(喫煙), 수면 부족, 영양의 불균형 등이 원인이 되는 경우도 있다.

기미와 주근깨 · 흑피증(黑皮症)의 구분법

이 3가지 색소반(色素斑)은 의외로 잘못 알기 쉬운 것이다. 기미는 뺨, 콧등, 이마, 코 아래 등에 반상(斑狀)으로 나타나지만 주근깨는 얼굴, 어깨 등에 대칭적으로 점점이 보이는 다갈색의 색소 침착이다. 흑피증은 처음에는 가려움이나 통증 등의 자각 증상이 있고, 그 뒤 얼굴 뿐만 아니라 반복해서 자극을 받는 부분에 일어난다.

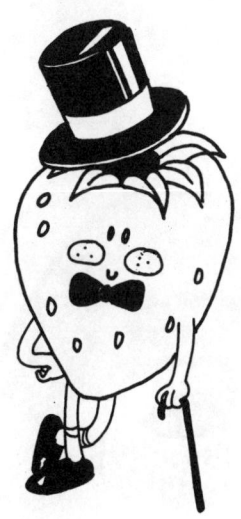

피부가 희고 건조한 사람은 잔주름, 검은 사람은 기미에 주의. 피부 거침, 햇볕에 타는 것을 피한다.

●누구나 할 수 있는 간단한 체크 포인트 ●

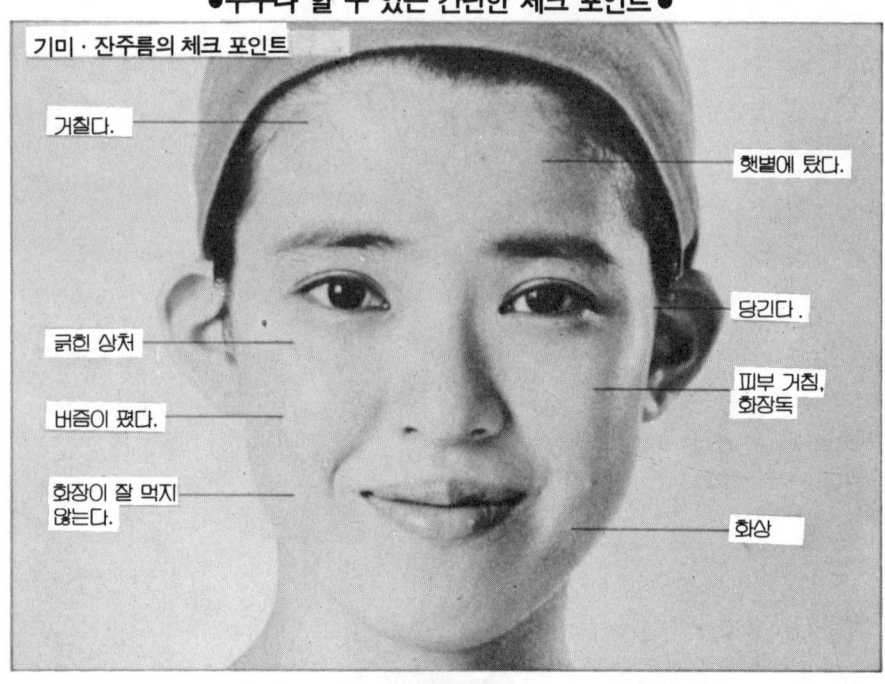

기미 · 잔주름의 체크 포인트

거칠다.

햇볕에 탔다.

당긴다.

긁힌 상처

피부 거침, 화장독

버즘이 폈다.

화장이 잘 먹지 않는다.

화상

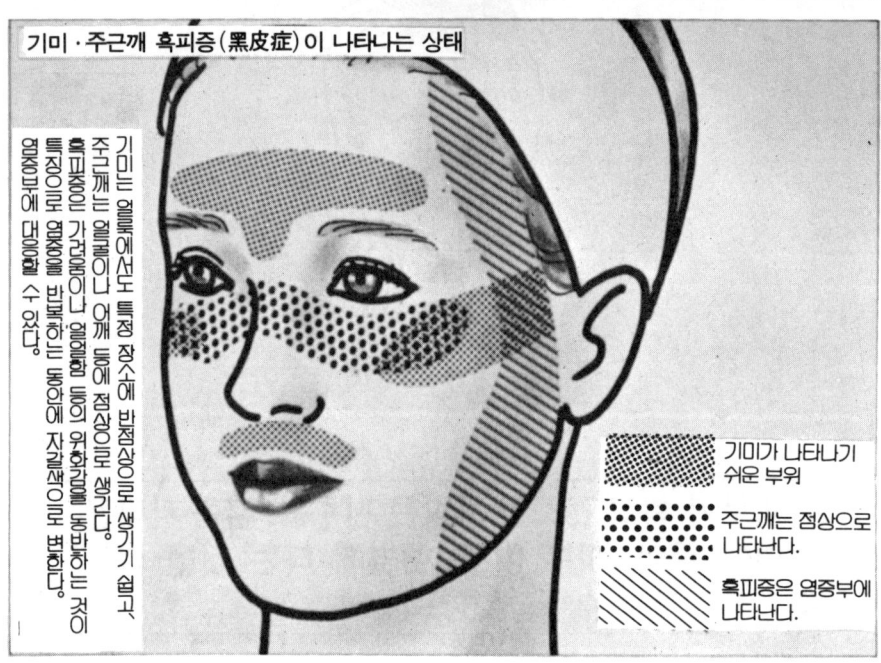

기미 · 주근깨 흑피증(黑皮症)이 나타나는 상태

기미는 얼굴에서도 특정 장소에 반점상으로 생기기 쉽고, 주근깨는 얼굴이나 어깨 등에 점상으로 생긴다. 흑피증은 가려움이나 얼얼함 등의 위화감을 동반하는 것이 특징으로 염증이 반복하는 동안에 잘갈색으로 변한다. 영향부에 대응할 수 있다.

기미가 나타나기 쉬운 부위

주근깨는 점상으로 나타난다.

흑피증은 염증부에 나타난다.

기미·잔주름 방지법

우선 자신의 피부 타입을 안다

피부 손질은 피부가 건조한가, 기름기가 있는가 등 그 사람의 피부 타입에 따라 전혀 달라진다. 건성(乾性)인 사람이 지성(脂性)인 사람과 같은 손질을 하면 피부를 거칠게 하여 잔주름을 만들게 된다.

우선 자신의 피부 타입을 아는 것이 바른 손질의 첫 단계이다.

피부를 판별하는 종이를 사용한 체크법

피부가 지성인지 어떤지에 따라 피부를 아는 방법이다.

① 비누로 세안을 한 뒤, 아무 것도 바르지 않고 2시간 이상 지난다.

② 기름기를 제거하는 종이를 손가락 사락에 끼워 이마에 대고 2~3초 꼭 누른다.

③ 종이를 장소를 바꾸어 ②와 마찬가지의 요령으로 턱 양쪽, 뺨(광대뼈가 튀어나온 부분), 콧잔등에 댄다.

1장의 종이가 투명하게 될 정도까지 흠뻑 젖어 있으면 지성, 기름기가 적을수록 건성 피부의 경향이 강하다고 생각하면 된다. 건조한 피부인 사람이라도 이마와 콧잔등, 턱의 T존에 다소 기름기가 있다.

지성(脂性) 피부

젊은 사람에게 많고 피지(皮脂)의 분비량도 많은 타입이다. 피부 손질을 게을리하면 여드름이 생기기 쉽고, 코 옆이나 코 밑 부분에 검은 구멍이 보인다. 일반적으로 피부가 곱지 않고 털 구멍이 눈에 띄며 화장한 시간이 지속되면 얼굴 전체가 반짝반짝 빛나 화장이 지워지기 쉬운 타입이다. 지분(脂分)의 분비가 왕성하므로 머리에도 기름기가 있고 등까지 여드름이 생기는 경우도 있다.

건성(乾性) 피부

25세 이후의 여성에게 가장 많은 타입이다.

피부결은 비교적 곱지만 피지나 수분의 분비가 적으므로 피부가 거칠어지기도 하고, 세안 후 아무 것도 바르지 않으면 피부가 당기는 사람도 이 타입이다. 머리도 까칠하고 윤기가 없는 경우가 많으므로 잔주름 대책을 잘 세울 필요가 있다.

중성 피부

피부결도 곱고 트러블도 잘 일어나지 않는 이상적인 피부질이다. 윤기가 있고 화장도 잘 받으며, 잘 지워지지도 않는다. 단, 여름에는 기름기가 있고 겨울에는 까칠한 등 계절에 따라 다소의 변화가 있다.

이외에 부분적으로 지성과 건성이 혼합된 복합성 타입도 있다.

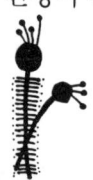

**피부의 타입별로 손질 방법도 완전히 달라진다.
지성 피부냐 건성 피부냐를 사전에 조사한다.**

●당신의 피부의 질을 간단하게 파악할 수 있는 체크법 ●

지방 제거 종이를 사용한 체크법

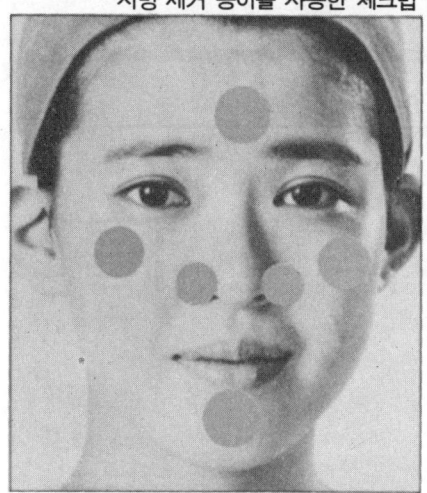

지방 제거 종이를 대는 부위

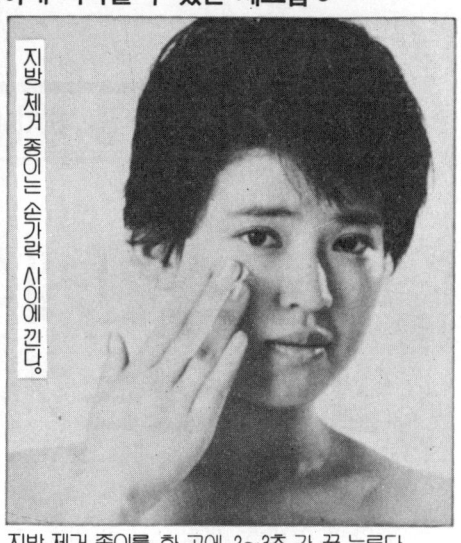

지방 제거 종이는 손가락 사이에 끼운다.

지방 제거 종이를 한 곳에 2~3초 간 꼭 누른다.

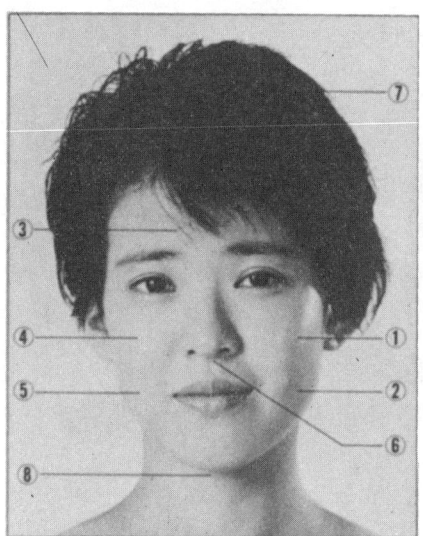

피부의 질을 조사하는 체크 포인트

피부의 질은 계절이나 환경, 연령에 따라
변화하므로 항상 피부의 상태에 주의할 것.
① 피부결은 고은가 거친가 ② 모공은 눈에
띄는가 ③ 여드름은 잘 생기는가 ④ 화장이 잘
지워지는가 ⑤ 거칠고 당기지는 않는가
⑥ 모공이 검고 막혀 있지는 않는가
⑦ 머리카락이 기름지지는 않는가. ⑧ 지방의
분비는 어떤가. 피부에 기름기가 돌지는 않는가.

지방 제거 종이에 의한 피부의 질 체크법

뺨 위에 지방 제거 종이를 얹었을 때의
지방이 묻어나는 상태

피지량		시험지의 반점 상태	
건성피부	매우적다		반점이 드물게 2개 정도 만들어져 있으나 그다지 변화 없는 경우가 대부분이다.
	조금적다		짙은 반점이 3~4개 정도 생긴다. 그외에 잘 볼 수 없을 정도의 점이 있는 것도 있다.
중성피부	다소많다		짙은 반점이 있다. (6~9개 정도)
지성피부	매우많다		짙고 큰 반점이 매우 많다.(10개 이상)

기미·잔주름 방지법

바른 스킨케어의 순서를 알고 있는가

알고 있다는 생각으로 의외로 자기 방식에 빠지기 쉬운 것이 피부 손질이다.

세안이나 마사지의 구체적인 테크닉을 알려주기 전에 여기에서 다시 한번 아침, 저녁의 바른 손질 순서를 확인해 보자.

피부를 싱싱하게 하는 〈취침 전의 피부 손질〉

더러움은 피부의 세포를 변성(變性)시켜 노화를 촉진시킨다. 건강한 피부를 유지하기 위해서는 더러움을 떨구어 내고 충분한 수면이 필요하다.

① 아이 메이크업 리무버를 사용한다

아이라인이나 마스카라, 아이샤도우 등을 칠한 경우에는 우선 전용 리무버로 아이 메이크업을 지운다.

② 크린싱으로 화장을 지운다

대부분의 화장품은 지방분을 포함하고 있으므로 세안 전에 크린싱 크림으로 지방분을 제거하여 더러움을 없앤다.

③ 세안료로 세안한다

자신의 피부 질에 맞는 세안료를 선택하여 얼굴 구석구석까지 더러

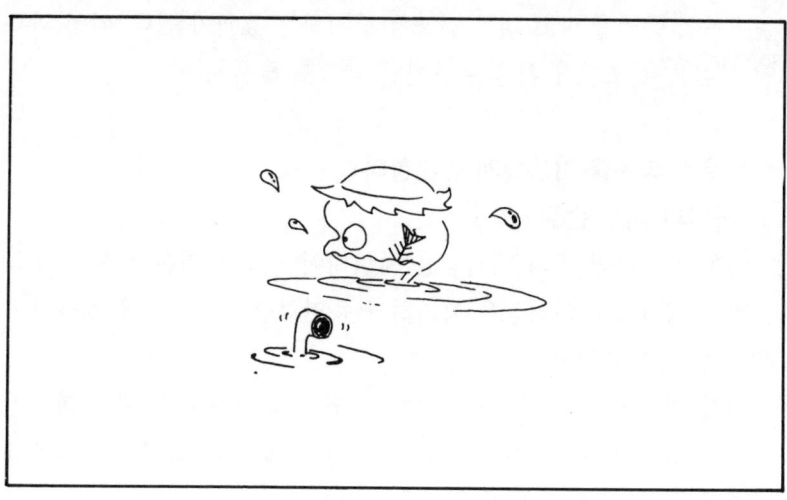

움을 씻어낸다.

④ 유연화장수(柔軟化粧水)를 바른다

비누로 세안한 뒤는 피부를 보호하는 피지막(皮脂膜 ; 지방과 수분이 섞인 막)이 한때 없어져 피부가 건조되기 쉽다. 당기는 건조감이 있을 때는 유연화장수(柔軟化粧水)로 수분을 보급해 두자.

⑤ 마사지를 한다

건성 피부나 중성 피부인 사람은 가볍게 마사지를 행하여 신진대사를 촉진시킨다.

⑥ 유액(乳液)을 바른다

유액(乳液)은 간단히 말하자면, 물과 지방을 섞은 것이므로 잃어버린 피지막 대용품이 된다. 지방의 내용이나 배합에 따라 산뜻한 것에서 크림에 가까운 것까지 있다.

⑦ 팩을 한다

1주일에 1～2회는 팩을 하여 피부의 심부(深部)에 있는 더러움이나 오래된 각질층을 제거한다.

⑧ 보습(保濕) 크림을 바른다

수분의 증발을 막고 피부 건조를 방지하는 효과가 있다. 지성 피부인 사람은 건조되기 쉬운 부분에만 발라도 좋을 것이다.

하루의 피부를 아름답게 유지한다
〈아침의 피부 손질〉

아침에는 수면 중의 더러움을 씻어내어 피부를 정돈한다.

비누 세안으로 더러움을 제거하고 유연화장수로 수분을 보급하며 유액(乳液)을 바른다.

건성 피부인 사람은 그대로 메이크업에 들어가지만, 지성 피부인 사람은 화장이 지워지는 것을 방지하기 위해 수렴 화장수로 피부를 탄력있게 한 뒤 화장을 하면 좋을 것이다.

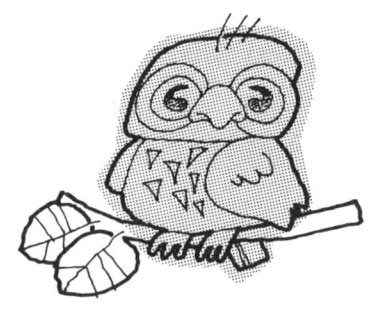

마사지 팩은 필요에 따라 행하고 지성 피부인 사람은 수렴화장수를 병용한다.

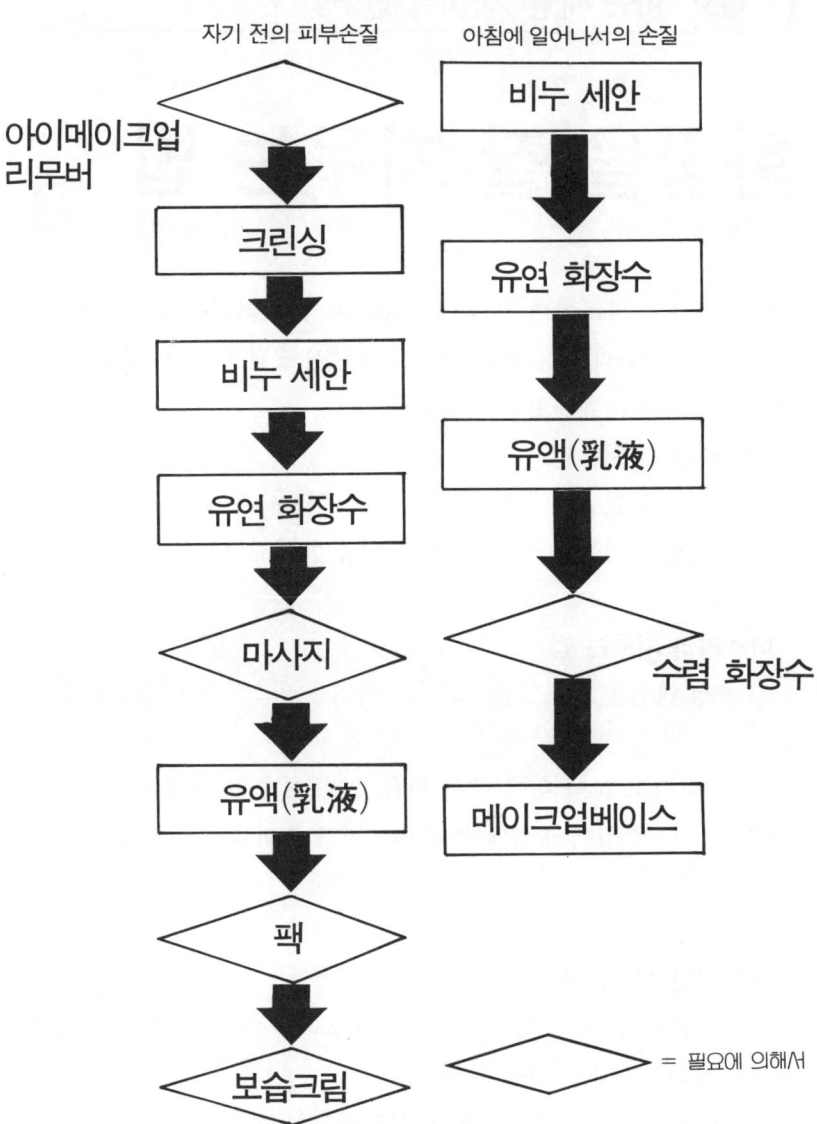

●맨얼굴이 좋아하는 아침과 밤의 손질법 ●

자기 전의 피부손질

아이메이크업
리무버

크린싱

비누 세안

유연 화장수

마사지

유액(乳液)

팩

보습크림

아침에 일어나서의 손질

비누 세안

유연 화장수

유액(乳液)

수렴 화장수

메이크업베이스

◇ = 필요에 의해서

1 '바른 세안' 순서를 전수한다

화장을 잘 지우는 법

메이크업은 말하자면 피부에 묻은 지성의 더러움이다. '기름은 기름으로 제거한다'라는 말이 있듯이 크린싱 크림으로 더러움을 띄워 티슈로 닦아내고 세안한다.

메이크업 지우는 법

크린싱 전에 전용 리무버로 아이 메이크업을 지운다. 유성 타입과 화장수 타입이 있는데, 어느 것이든 사용법은 같다.

마스카라 지우는 법

① 유성 타입은 3~4방울, 화장수 타입은 티스푼의 1 / 3양을 취한다.

② 눈을 감고 눈썹 위에 부은 다음, 2~3초 동안 가볍게 누른다.

③ 또는 둘로 접어 눈썹에 끼워 리무버가 스며들게 한 다음 앞으로 잡아 당긴다.

아이라인 지우는 법

① 마스카라를 지운 것을 반으로 접어 그 모서리를 이용한다. 리무버를 조금 더 발라도 좋을 것이다.

② 눈 머리에서 눈꼬리를 향해 아이라인을 지운다.

크린싱 크림

가장 일반적인 크린싱제는 어느 피부질에나 맞는다.

① 체리 크기의 크림을 손가락 끝에 취해 크림과 더러움이 섞이도록 안쪽에서 바깥쪽으로 나선을 그리면서 얼굴 전체에 편다.

② 3각형으로 접은 티슈를 얼굴 반쪽에 대고 위에서부터 가볍게 누르며 지분(脂分)을 흡수시킨다. 반대쪽도 마찬가지로.

③ 티슈를 손가락 끝에 말아 대강 닦아낸다. 이마, 코, 양뺨, 입 주위도 힘을 주지 말고 행한다.

④ 또 한 장의 티슈로 이번에는 머리카락이 난 곳, 눈 주위, 코의 오목한 부분, 귀 뒤에서 턱 부분도 세심하게 닦아낸다.

크림은 듬뿍 사용하여 강하게 비비지 않고 가볍게 닦아내는 것이 요령이다.

유액, 화장수, 젤리 타입(로션 타입) 크린싱

크림 타입 보다 산뜻한 사용감이 있는 크린싱이다. 지성 피부나 여름용으로 사용하면 좋을 것이다.

① 각각 적당한 양(유액, 젤리는 티스푼 반, 화장수는 1개)을 취한다.

② 얼굴 전체를 정성스럽게 닦아낸다. 더러움이 심한 경우는 2번 사용한다.

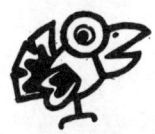

크린싱제는 듬뿍 취하여 비비지 말고 티슈로 가볍게 살짝 닦아낸다.

●아이 메이크업 지우는 법●

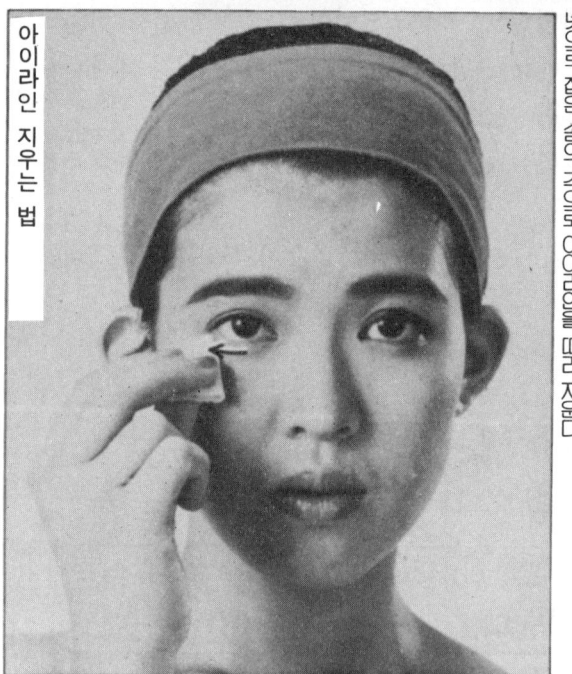

마스카라 지우는 법 ①

① 리무버를 적신 솜을 눈꺼풀에 대고 3초 정도 가볍게 누른다.
② 그대로 눈꼬리로 가져가 닦아낸다.

마스카라 지우는 법 ②

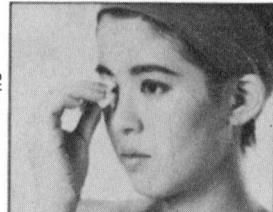

① 둘로 접은 솜을 눈썹에 끼운다.

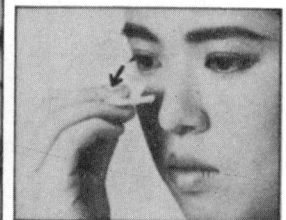

② 눈썹 끝을 향해 조용히 빗기면서 마스카라를 닦아낸다.

아이라인 지우는 법

넷으로 접은 솜의 각으로 아이라인을 따라 지운다.

리무버의 사용량

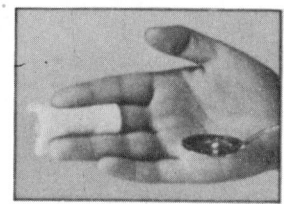

화장수 타입은 솜에 티스푼 1/3양을 적신다. 유성 타입은 3~4방울

아이라인 지우는 법

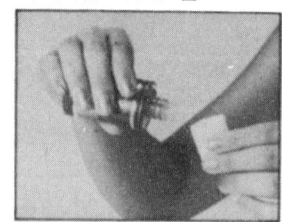

솜을 넷으로 접어 그 각을 이용한다. 리무버가 부족한 경우는 사충한다.

●크린싱제의 종류와 사용법 ●

유액, 젤리, 화장수 타입 닦아내는 법

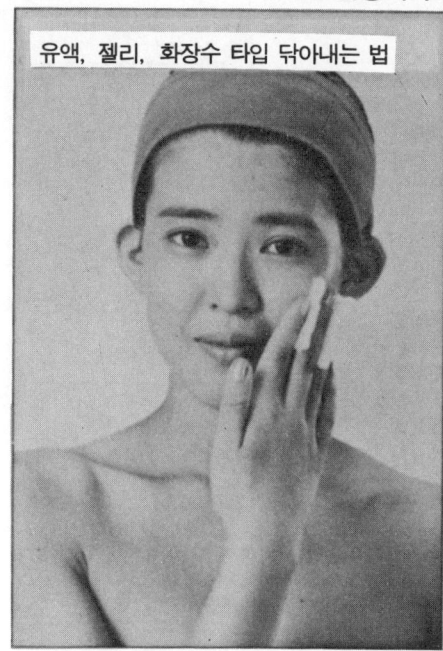

솜으로 얼굴 전체를 살짝
닦는다. 코옆 등 얼굴의 오목한 곳이나 귀
밑에서 턱에 걸친 윤곽도 잊지 말고

크린싱 크림의 사용량

버찌 크기
(약 2.5g)를
손가락 끝에
찍는다.

유액, 젤리 타입의 C-r용량

솜에 티스푼 1/2양을 적신다.

화장수 타입의 사용량

티스푼 1개 분량을 적시면 솜 전체가 손가락이
투명해 보일 정도로 적신다.

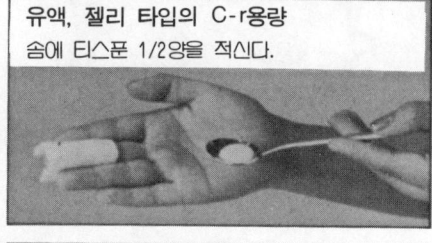

크린싱 크림 닦아내는 법 ①

반대쪽 손으로
티슈를 위에서
구석구석 눌러
기름기를 빨아
들인다.

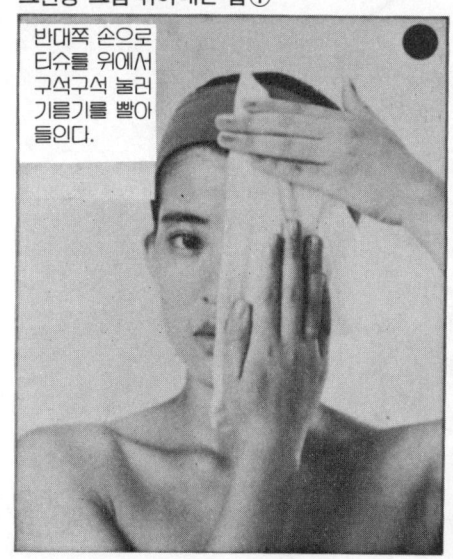

삼각형으로
접은 티슈를
얼굴 반대쪽
면에 댄다.

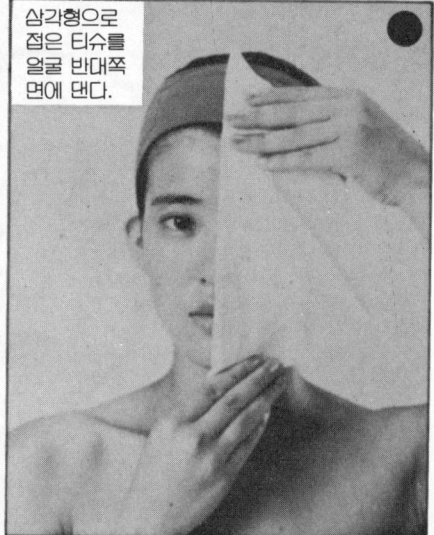

●크린싱 크림을 깨끗이 닦아 내는 법●

크린싱 크림 닦아내는 법 ②

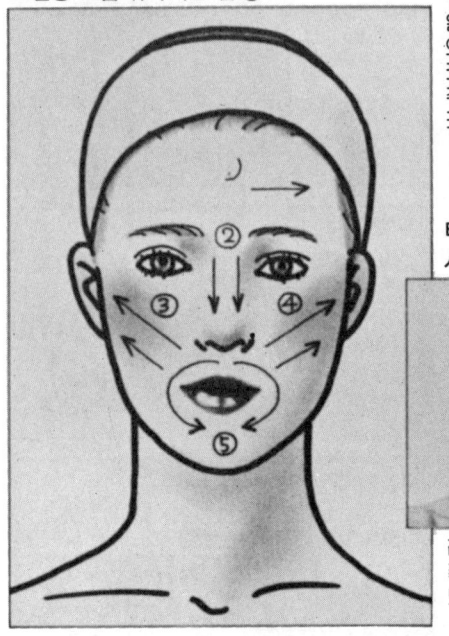

얼굴의 중심에서 외부를 향해 이마, 코 줄기, 양볼, 입 주위의 순으로 대강 크림을 닦아낸다.

티슈 사용법

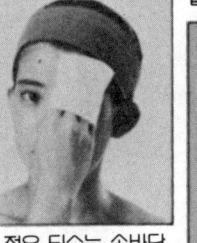

접은 티슈는 손바닥 쪽을 그대로의 모양으로 사용한다.

크린싱 크림 닦아내는 법 ③

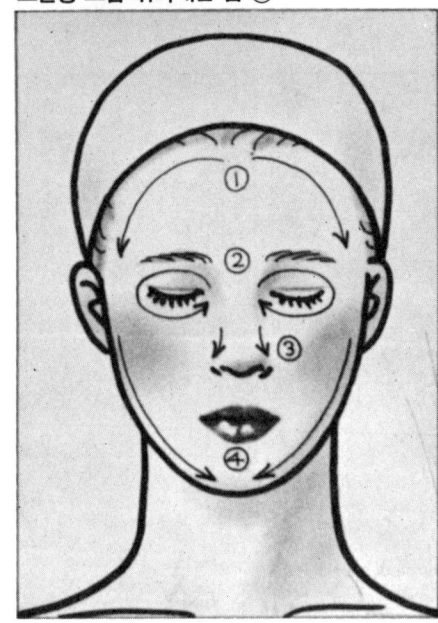

이마의 머리카락이 난 옆, 눈 주위, 코 옆, 귀 뒤에서 턱에 걸친 얼굴 윤곽 부분을 정성스럽게 닦아낸다.

티슈 접는법

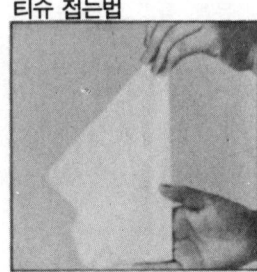

① 반으로 접은 티슈의 끝을 새끼손가락에 끼운다.

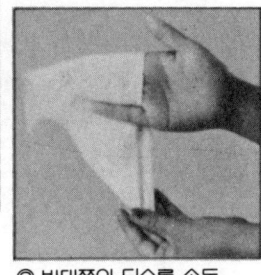

② 반대쪽의 티슈를 손등 쪽으로 돌린다.

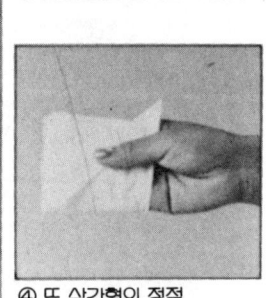

③ 남은 끝을 엄지로 누른다.

④ 또 삼각형의 정점 (頂点)을 안쪽으로 접어 엄지로 누른다.

2 '바른 세안' 순서를 전수한다

세안료 선택법

맨얼굴의 아름다움을 유지하기 위한 가장 기본적인 손질이 '세안'이다. 크린싱제로 화장을 제거한 뒤에도 피부의 표면에는 더러움이 엷은 피막처럼 남아 있다. 이것을 깨끗이 씻어내는 것이 중요한 비누 세안이다.

그러나 세안은 매일 하고 있는 만큼 반대로 대충하는 경향이 있다. 잘 씻어내지 않기 때문에 일어나는 피부 트러블도 결코 적지 않으므로 바른 세안법을 잘 익혀 두자.

세안료 선택법
세안료는 다음 3가지 점을 기준으로 선택한다.
① **피부의 타입**…지성 피부인가, 건성 피부인가 또는 여드름이 많은가 등.
② **사용 화장품의 종류**…화운데이션을 바르는가 어떤가.
③ **더러움의 정도**…땀이나 먼지에 의한 더러움은 어느 정도인가.
현대는 고형(固形) 타입이거나 폼타입(크림이나 유액상의 비누를 거품을 내어 사용하는 타입)이라도 피부의 질에 따라 타입이 각각 있는데, 일반적으로는 다음과 같은 특징을 갖고 있다.

고형 타입의 비누는 비교적 세정력(洗浄力)이 강하므로 지성인 사람 또는 땀이나 먼지에 의한 더러움, 화운데이션에 의한 더러움

등에 맞는다. 건성 피부인 사람이 고형 비누를 사용할 경우에는 탈지력(脫脂力)이 약하여 촉촉함이 남는 것을 선택한다. 여드름이 난 사람은 전용 비누 사용으로 여분의 지방분을 제거할 수 있다.

반대로 건성인 사람이나 화장을 엷게 하는 사람에게는 폼타입이 적합하다. 보호제가 배합되어 있고 세정력도 좋기 때문에 피지를 지나치게 제거할 염려가 없다.

세안 순서①

세안은 따뜻한 물을 사용한다.

① 머리를 묶거나 또는 샤워캡을 써 머리가 난 부분까지 깨끗이 씻을 준비를 한다. 손도 미리 씻어 청결하게 해 둔다.

② 간단한 더러움을 떨어뜨려 비누거품이 잘 나도록 씻는다.

우선 따뜻한 물로 4~5회 얼굴을 씻는다. 얼굴을 손으로 비비는 것이 아니라 따뜻한 물로 얼굴을 감싸듯이 씻는 것이 요령이다.

③ 고형 비누나 크린싱폼은 손바닥에서 거품을 잘 낸다. 크림 타입의 폼은 튜브에서 1.5~2cm 정도 손바닥에 던다.

④ 손을 오목하게 하여 따뜻한 물을 가하면서 거품을 잘 낸다.

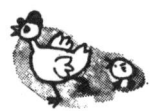

지성 피부인 사람은 탈지력이 강한 세안료, 건성 피부인 사람은 보습제가 들어 있는 타입을.

●이 방향으로 세안 한다●

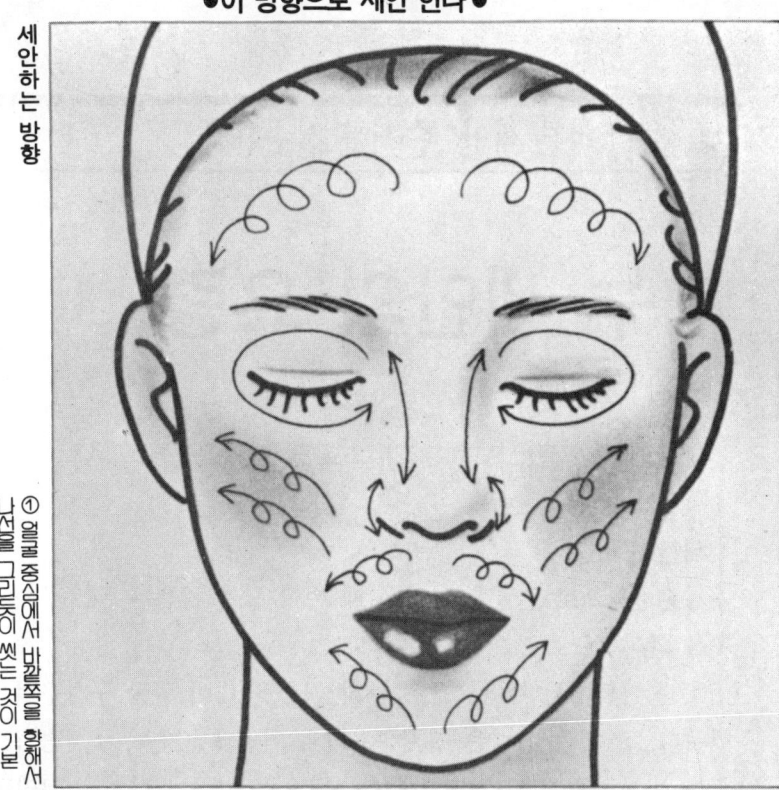

세안하는 방향

① 얼굴 중심에서 바깥쪽을 향해서 나선을 그리듯이 씻는 것이 기본

세안료의 거품내는 법

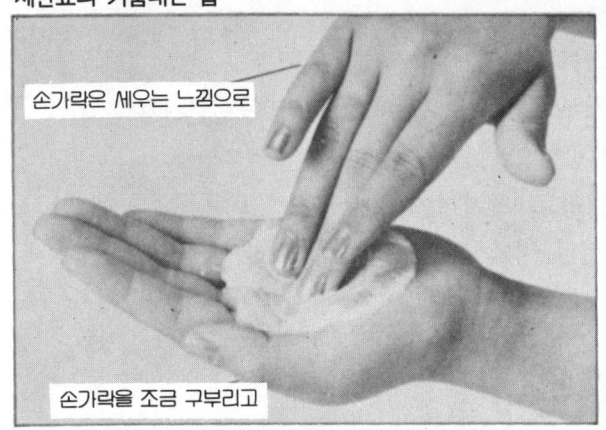

손가락은 세우는 느낌으로

손가락을 조금 구부리고

③ 손바닥에 1.5~2㎝ 정도의 세안료를 덜어 미지근한 물을 가하면서 거품을 낸다. 손가락 끝을 세는 느낌으로 하여 공기를 넣지 않고 원을 그리는 것이 요령

손가락 사용법

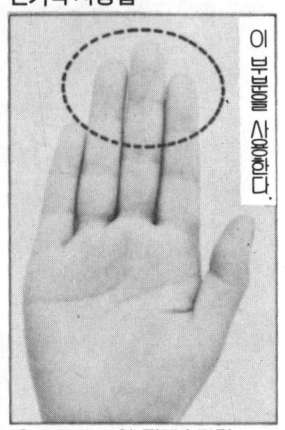

이 부분을 사용한다.

② 그림과 같이 집게손가락, 가운데손가락, 넷째손가락의 배를 사용하여 나선을 그린다.

3 '바른 세안' 순서를 전수한다

비누 세안의 요령

대강 씻기가 끝났으면 본격적으로 얼굴을 씻는다.

세안 순서②

양손바닥으로 얼굴을 덮었을 때 손이 닿지 않는 부분 즉, 오목한 곳을 의식적으로 씻어준다.

① 손바닥에서 세안료를 충분히 거품을 내어 얼굴 구석구석까지 씻는다. 잘 씻는 요령은 집게손가락과 가운데손가락, 넷째손가락의 끝을 이용하는 것이다. 이 세 손가락으로 얼굴에 나선을 그리면서 구석구석 씻는다.

부분별 씻는 법은 이하와 같다.

② 이마는 중심에서부터 밖으로 큰 나선을 그리듯이 씻는다.

③ 눈 주위는 그림 방향으로 손가락을 미끄러뜨린다.

④ 뺨은 입가에서 귀로, 코에서 관자놀이 방향으로 중심부에서 밖을 향해 나선을 그린다. 턱에서부터 귀에 걸친 윤곽 부분도 잊지말 도록.

⑤ 코는 양쪽 옆에서 위·아래로 그리고 오목한 곳도 씻는다. 지성 인 사람은 특히 정성스럽게.

⑥ 코 아래와 턱은 중심에서 바깥을 향해 나선을 그리듯이 움직인 다.

어느 경우에나 손가락 끝에 힘을 넣지 말고 손가락 안으로 매끄럽게 씻는다. 마사지가 아니므로 씻는 순서나 손가락의 위치에 그다지 신경쓸 필요는 없으나 잊는 부분이 없도록 주의한다. 특히 턱이 오목한 곳, 머리가 난 부분, 입 주위, 코 옆을 주의하여 씻자.

씻는 순서

세안의 또 한 가지 포인트는 헹구기이다. 비누가 남으면 피부가 알칼리성이 되어 잔주름이나 트러블의 원인이 되므로 구석구석까지 충분히 헹군다.

① 세면기에 따뜻한 물을 담아 얼굴을 감싸듯이 헹군다. 세면기의 따뜻한 물은 2~3회 바꾼다.

② 코 옆 등은 손가락 끝으로 따뜻한 물을 적셔 잘 헹군다. 귀 뒤나 목과 얼굴과의 경계 부분도 손바닥으로 따뜻한 물을 적셔 잘 헹군다.

③ 청결한 타올로 수분을 제거한다. 빡빡 비비지 말고 얼굴을 누르듯이 수분을 제거한다.

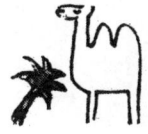

손가락 끝에 힘을 넣지 말고 손가락 안쪽을 나선형으로 움직여 구석구석 씻는다.

●얼굴 각부분 세안법 ●

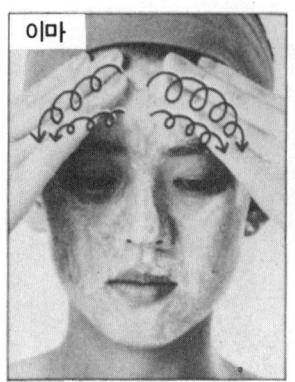

이마

① 이마는 중앙에서 바깥쪽을 향해 나선을 그린다.

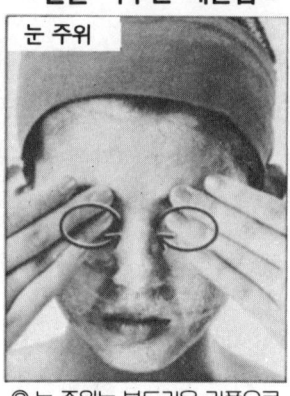

눈 주위

② 눈 주위는 부드러운 거품으로 감싸듯이

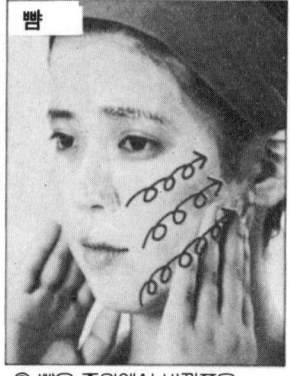

뺨

③ 뺨은 중앙에서 바깥쪽을 향해 귀 아래도 잊지말고

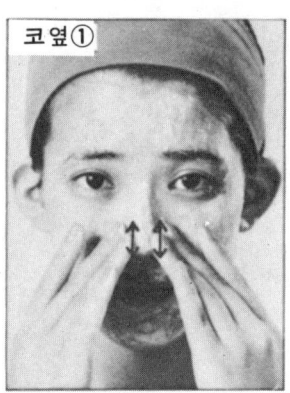

코 옆①

④ 코 옆은 상하로 비빈다.

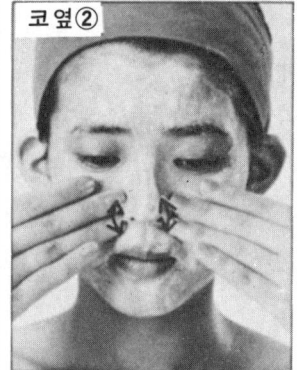

코 옆②

⑤ 또 코 오목한 곳에 손가락 끝을 대고 거품을 내어 씻는다.

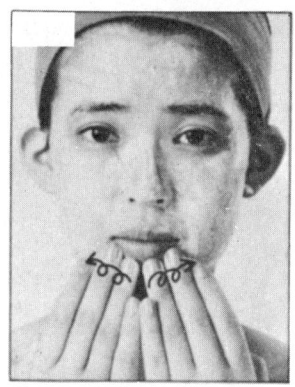

⑥ 턱도 중심에서 바깥을 향해 나선을 그린다.

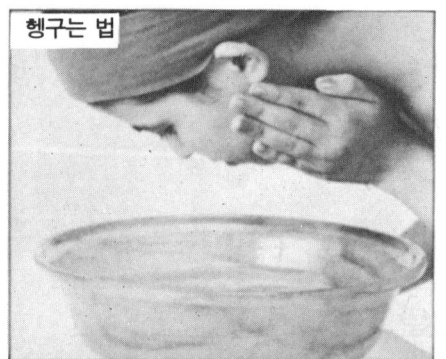

헹구는 법

⑦ 귀 아래나 목과 얼굴의 경계는 손가락으로 물을 퍼서 씻는다.

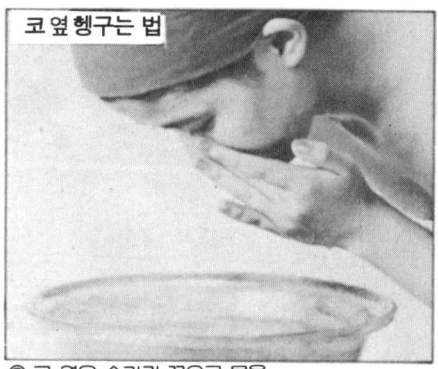

코 옆 헹구는 법

⑧ 코 옆은 손가락 끝으로 물을 퍼올리듯이 하여 잘 헹군다.

기미·잔주름 방지법

싱싱한 맨피부를
지켜주는 기초 화장품

세안 후의 피부는 피부의 표면을 보호하는 피지막도 더러움과 함께 씻겨 무방비 상태이다. 피지막이 원래대로 회복되기까지는 보통 피부가 1~2시간, 건성은 3~4시간을 필요로 한다고 한다.

이것을 방치해 두면 피부가 건조되어 잔주름을 만드는 원인이 된다.

그러므로 피지막이 회복될 때까지 사용하는 것이 다음과 같은 기초 화장품이다.

화장수

물과 기름을 중심으로 알콜이나 보습제를 섞은 것으로 다음 2가지 종류가 있다.

모두 주로 피부 표면의 각질층(角質層)에 수분을 보습하는 작용을 갖고 있다.

유연 화장수

수분을 보습하는 동시에 피부를 부드럽게 하는 작용이 있으므로 바르면 피부가 매끌매끌한 느낌이 든다. 세안 후 솜에 티스푼 1개

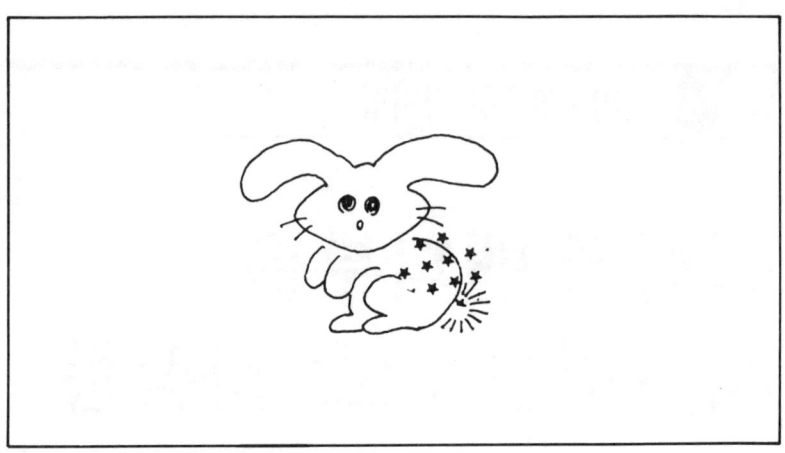

분량의 화장수를 적셔 가볍게 얼굴을 닦듯이 바른다. 건조가 심한 부분에는 솜을 잠시 올려 두어 마사지를 해도 좋을 것이다.

수렴 화장수

각질층에 작용하여 땀의 출구(出口)나 피지의 출구를 일시적으로 수축시키는 작용이 있다. 지성인 사람이나 중성이라도 지성 경향이 되기 쉬운 여름이 이용하면 상쾌한 사용감이 있고 화장도 지속력이 생긴다.

솜에 티스푼 1개 분량을 적셔 가볍게 패팅하여 바른다.

유액(乳液)

물과 기름을 주성분으로 한 인공적인 피지막(皮脂膜)이라고 생각하면 좋을 것이다. 화장수에 가까운 산뜻한 것에서부터 크림에 가까운 것까지 있다. 피부의 질, 계절에 따라 구분하여 사용한다. 지성 피부인 사람은 유액만이라도 괜찮다. 솜에 티스푼 1/2 분량을 묻혀 피부에 배도록 한다. 눈 주위 등 건조되기 쉬운 곳은 손가락 끝으로 겹쳐 발라도 좋다.

보습 크림

피부 표면에 유액보다 유성분이 더 많은 막을 만들어 피부의 수분을 보존하는 것이 목적인 화장품이다. 또 크림의 보습성을 높이기 위해 히아론산 그리세린, 프라센타엑기스(태반 엑기스), 콜라겐 등이 함유되어 있는 것도 있다. 이들은 물을 포함하는 성질이 있어 피부 표면의 촉촉함을 유지하는 작용이 있다.

또 화장품 타입도 여러 가지이므로 그 주된 종류와 사용법은 다음 페이지에 따로 정리했다.

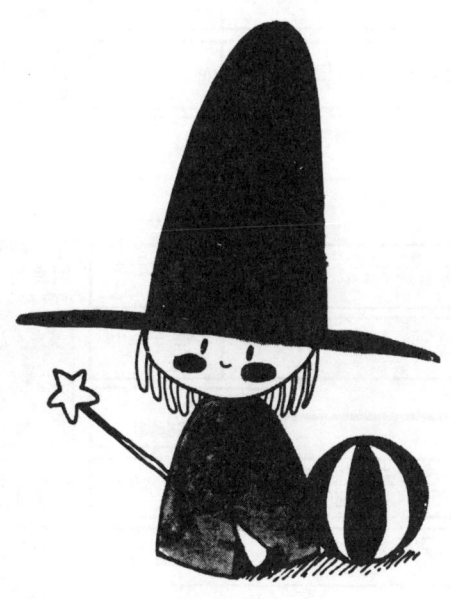

건조하기 쉬운 눈 주위는 손가락 끝에 유액을 칠해 두들기듯 겹쳐 바르면 좋다.

●화장품의 타입과 사용법 조견표●

	타입	사용법	목적
크린싱 타입	아이메이크업 리무버	화장수 타입 , 지성 타입 솜에 묻혀 닦아낸다	아이 메이크업 제거
	크린싱 크림	티슈로 닦아낸다.	피부의 더러움 제거
	로션 타입	유액, 화장수, 젤리 솜에 묻혀 닦아낸다.	피부의 더러움 제거
세안료	세안 오일	피부에 바른 뒤 씻어낸다.	크린싱 +세안
	크린싱 폼	크림은 거품을 내어 닦아낸다.	세정 (洗淨)
	고형 비누	거품을 내어 씻는다.	세정
	크린싱 무스	거품을 낸 무스를 손에 덜어 씻는다.	세정
화장수	유연 화장수	솜에 묻혀 편다.	수분 보급+유연
	수렴 화장수	솜에 묻혀 패팅	수분 보급+수축
유액			인공적인 피지막(皮脂膜)
팩제	벗기는 타입	젤리를 얼굴에 바르고 건조된 뒤 벗겨낸다.	보습 + 세정
	씻어내는 타입	10분 정도 얼굴에 바르고 씻어낸다.	보습 중심
보습크림	유성	건성 피부용	피부 보호 효과적
	중성	보통 피부용	피부 보호
	약유성	지성 피부용	산뜻한 느낌

기초 화장품의 바른 사용법

수렴 화장수 바르는 법

솜으로 피부를 패팅하듯 톡톡 친다. 여름에는 냉장고에서 화장수를 차게 해 두면 효과적

눈 주위의 유액 바르는 법

건조되기 쉬운 눈 주위는 가운데 손가락과 넷째 손가락의 배로 유액을 취하여 톡톡 치듯이 덧바르면 좋다.

✱ 기미·잔주름 방지법

싱싱한 피부를 되찾는 마사지

마사지는 특히 가벼운 자극을 주어 피부의 혈액순환을 촉진시키고 피지의 분비나 신진대사 등 세포의 움직임을 활발하게 하려는 방법이다. 또 크림이나 화장수 등의 기초화장품을 구석구석 피부 세포에 전달시키는 효과도 있다.

피지의 분비가 부족한 경향이 있는 건성 피부인 사람이나 또는 피부가 건조해지기 쉬운 겨울철에 효과적인데, 여드름이나 햇볕에 탔을 때 등 피부에 트러블이 있을 때나 피부가 민감하여 마찰에 약한 사람은 행하지 않는다. 마사지는 건강한 피부에 할 때 비로소 효과가 있는 방법이다.

마사지 요령

손가락 끝에 힘을 주지 말고 크림으로 미끌어지듯 손가락을 움직인다. 피부가 빨갛게 될 정도로 하는 것은 지나친 것이다.

① 마사지는 목욕 후에나 또는 추울 때는 증기 타올로 얼굴을 따뜻하게 한 뒤, 행하는 편이 효과적이다. 증기 타올은 45도 정도(손을 넣어 다소 뜨거운 정도)의 더운 물에서 타올을 적셔 1분 정도 얼굴에 댄다.

② 체리 크기의 마사지 크림을 손바닥 끝에 찍어 이마, 코, 뺨, 턱에 적당량을 찍어 놓는다.

③ 가운데손가락과 약지의 끝을 사용하여 근육을 따라 마사지한다. 순서는 다음과 같다.

④ 이마는 중앙부를 중앙에서부터 위로 올리고 머리가 난 부분을 따라 관자놀이까지 가볍게 압박하며 멈춘다.

⑤ 코의 양쪽은 위에서부터 아래로, 코 옆을 따라 상하로 손가락을 움직인다.

⑥ 입 주위는 아래에서 위를 향해 집는 듯, 감싸듯이 마사지 해 준다.

⑦ 뺨은 작은 원을 그리면서 중심에서부터 밖을 향해 마사지 한다.

턱에서부터 귀 아래, 입에서 귀의 중앙, 그리고 코 옆에서 관자놀이를 향해 나선을 그린다. 모두 귀 아래, 귀 중앙, 관자놀이를 가볍게 눌러 종료한다.

⑧ 눈 주위는 눈머리의 위를 가볍게 지압한 뒤, 위에서 아래로 손가락을 움직인다.

⑨ 마지막으로 목의 마사지이다. 턱을 들고 목의 중앙부를 아래에서 위로, 이어 목 측면도 마찬가지로 아래에서 위로 손가락 전체를 사용하여 마사지한다.

이상을 전부 2~3분 간 리드미컬하게 행한다. 손가락이 잘 움직이지 않으면 크림을 더 첨가하는 것을 잊지 말도록. 크림은 물로 씻든가 티슈로 닦아낸다.

크림을 듬뿍 사용하여 손가락 안쪽을 미끌어뜨리듯이 마사지한다. 목욕 후가 효과적.

●①지친 피부를 되살릴 수 있는 마사지 포인트 ●

● 표시는 동양 의학의 급소이며,
  피로를 풀어준다.
  가볍게 억압하면 된다.

가운데 손가락과 넷째손가락의
배를 사용한다.

손가락 사용법

이 부분을 중심으로

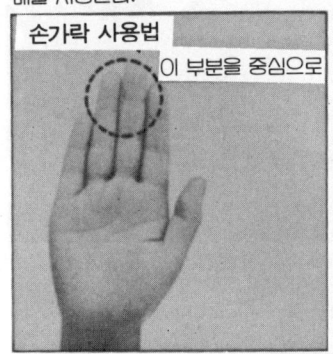

마사지 부위와 손가락 움직임 법

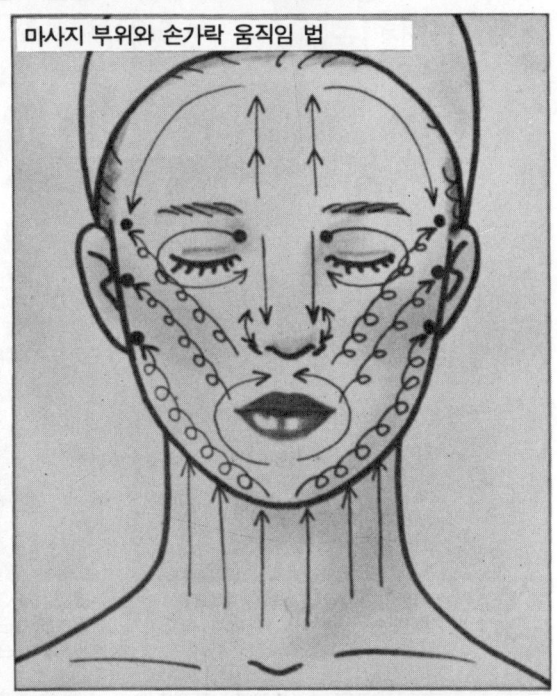

증기 타올 사용법

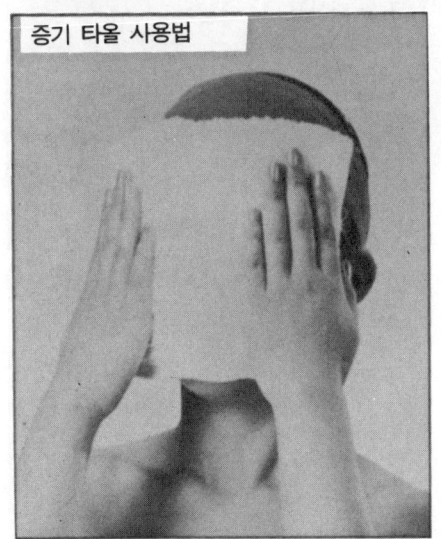

타올을 목욕물보다 따뜻하게 하여 짜서 1분
정도 얼굴 전체에 편다.

크림 얹는 법

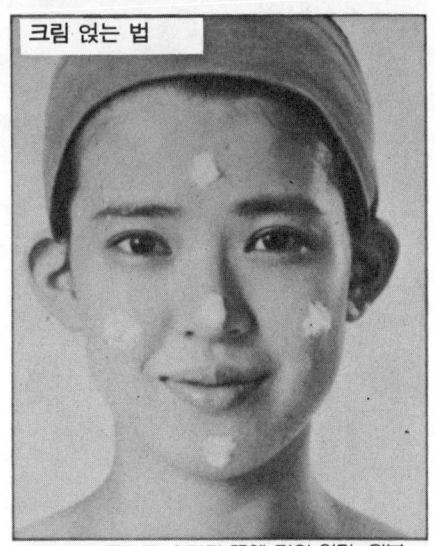

버찌 크기 정도를 손가락 끝에 덜어 이마, 양볼,
코, 턱에 편다.

●②지친 피부를 되살릴 수 있는 마사지 포인트●

코 줄기의 마사지

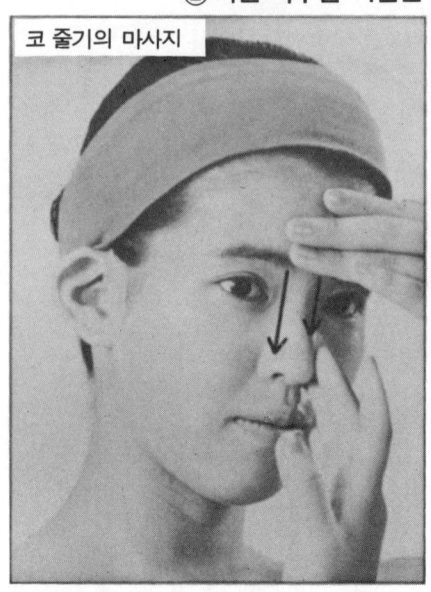

코 줄기는 반대쪽 손가락으로 번갈아 위에서
아래를 향해 마사지를

이마의 마사지

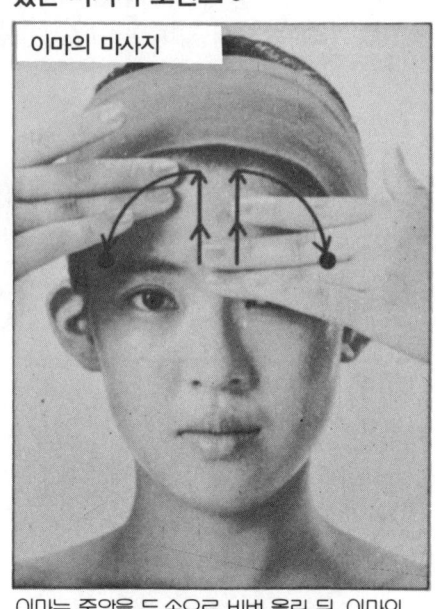

이마는 중앙을 두 손으로 비벼 올린 뒤, 이마의
커브를 따라 관자놀이까지 마사지한다.
관자놀이는 가볍게 지압한다.

입 주위의 마사지

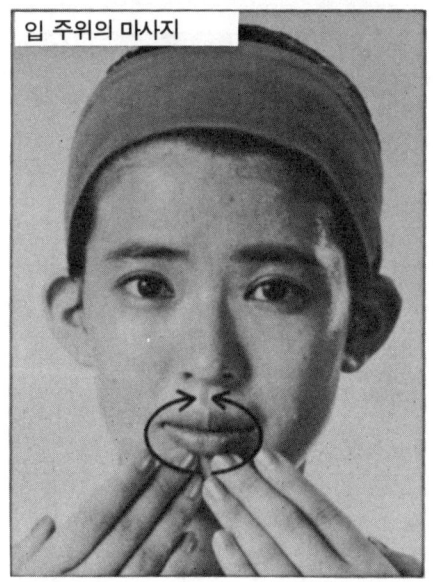

입 주위는 아래에서 위로 구각(口角)을 들어
올리듯이 손가락의 힘을 빼는 것을 잊지 않는다.

코 옆 마사지

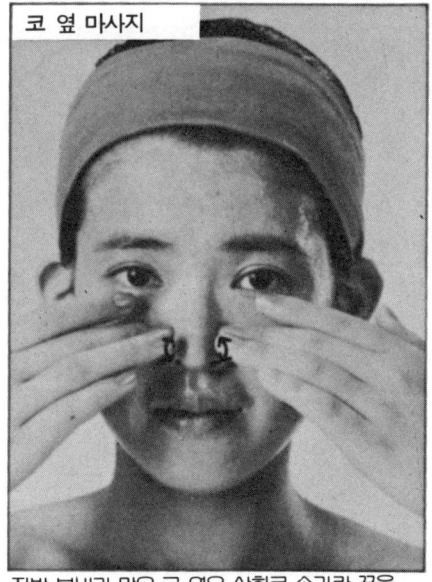

지방 분비가 많은 코 옆은 상하로 손가락 끝을
움직여 정성스럽게 실시한다.

●③지친 피부를 되살릴 수 있는 마사지 포인트●

구각에서 귀, 코 옆에서 관자놀이로의 마사지

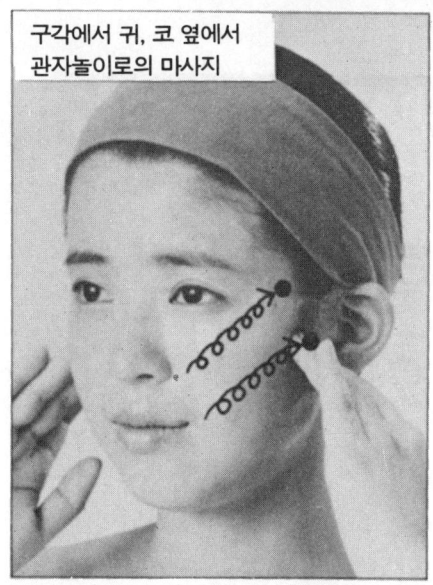

이어서 구각에서 귀의 중앙, 코 옆에서 관자놀이를 향해 마사지. 귀 중앙, 관자놀이는 지압

볼 마사지

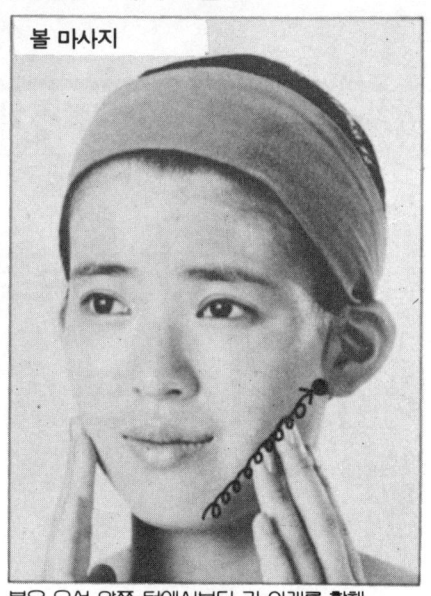

볼은 우선 양쪽 턱에서부터 귀 아래를 향해 나선을 그린다. 귀 아래에서 가볍게 지압

목 마사지

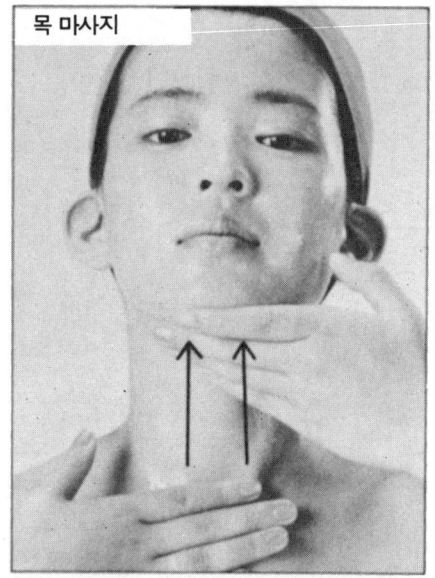

목은 손가락 배 전체를 사용하여 아래에서 위로 비벼 올린다. 양 옆도 마찬가지로

눈 주위의 마사지

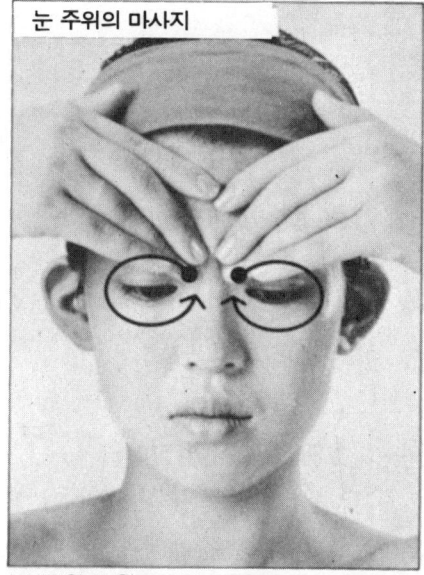

눈내리의 뼈 위를 가볍게 지압한 뒤 눈 주위를 감싸듯이 살짝 손가락을 움직인다.

피부의 촉촉함과 긴장을 유지하는 팩의 방법

팩의 제(劑)에는 건조시켜 벗겨내는 타입과 씻어내는 타입이 있고, 피부의 세정 효과(洗浄効果)를 목적으로 한 것과 보습 효과(保濕効果)를 목적으로 한 것이 있다.

세정 효과……피부를 일정 시간 인공적으로 막으로 덮어 모공(毛穴)을 열고 심부에 쌓인 더러움이나 오래된 각질층을 제거한다.

보습 효과…… 막에 의한 수분의 증발을 방지하여 피부의 촉촉함을 유지한다.

최근에는 건성 피부용 보습 효과가 높은 팩제, 여드름용으로 살균제를 첨가한 팩제 등도 시판되고 있으므로 목적에 맞는 것을 선택하기 바란다.

단, 팩도 너무 빈번하게 사용하면 피부가 너무 자극되므로 1주일에 1~2회로 한다.

효과적인 팩 방법

팩을 할 때는 우선 세안을 한다. 보습을 목적으로 한 팩인 경우에는 유연화장수, 유액을 바른 뒤 실시한다.

① 얼굴 중에서도 부위에 따라 피부 온도는 2~3도 다르다. 팩제를

균일하게 건조시키기 위해서는 온도가 낮은 부분부터 바르는 것이 요령이다.

우선은 뺨부터 이마, 코, 턱으로 팩을 바르고 마지막에 코 밑에 펴바른다.

눈 주위와 입 주위는 피한다는 것을 잊지 말도록.

② 팩제는 가운데손가락에 2~3cm씩 취한다.

③ 그리고 약 2mm의 두께로 목적 부위에 단숨에 편다.

조금씩 바르면 균일하게 되지 않으므로 재빠르게 바르는 것이 요령이다.

④ 약 20분 정도 팩제가 마르기를 기다린다.

지나치게 마르면 피부에 자극이 되므로 주의한다.

⑤ 팩제가 마르면 우선 이마 부분을 양손 손가락으로 살짝 벗기고 위에서부터 아래로 조용히 벗긴다.

⑥ 남은 부분은 물이나 화장수를 솜에 흘려 닦으면 깨끗해진다.

⑦ 팩 뒤에는 피부가 일종의 홍분 상태에 있게 되므로 수렴 화장수를 묻힌 솜으로 패팅하고 보습 크림을 바른다.

이상이 일반적인 코스인데, 특히 피부가 잘 거칠어지는 부분 또는 코 옆이나 턱 등 피지 분비가 왕성하여 더러움이 잘 가는 부분은 부분적으로 팩을 해도 상관없다.

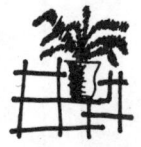

가운데손가락에 팩제를 얹어 약 2mm의 두께로 단숨에 편다. 1주일에 1~2회가 최적.

●주 1~2회는 팩으로 피부 대청소를 ●

팩제를 바르는 순서

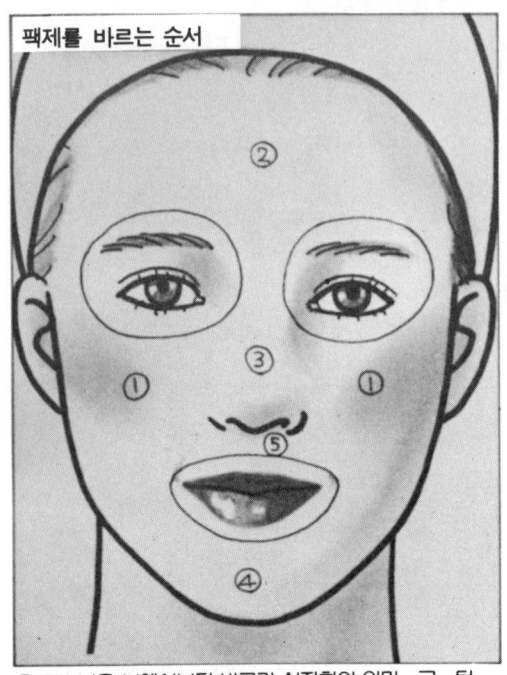

온도가 낮은 볼에서부터 바르기 시작하여 이마, 코, 턱, 귀 아래의 순으로 팩제를 편다.

팩제를 잘 펴바르는 법

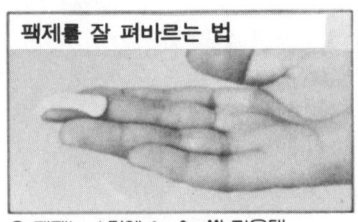

① 팩제는 1회에 2~3cm씩 가운데 손가락 배에 잡는다.

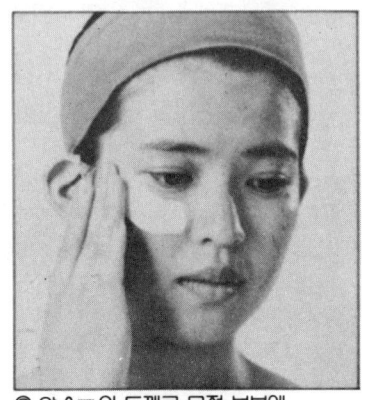

② 약 2mm의 두께로 목절 부분에 단숨에 펴바른다.

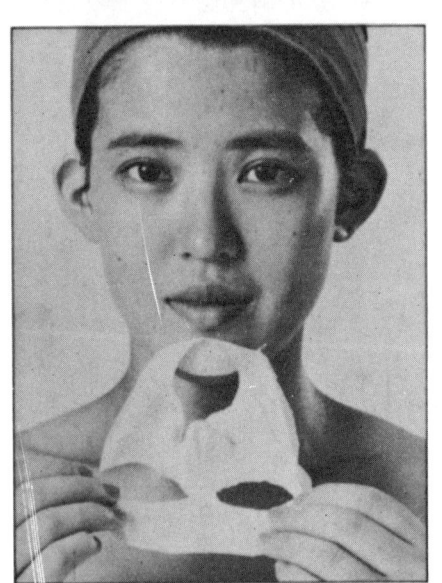

② 털의 흐름을 따라 살며시 벗긴다.

팩 펴는 방법

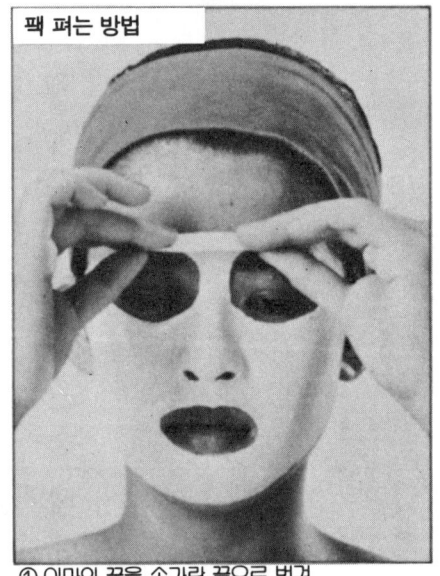

① 이마의 끝을 손가락 끝으로 벗겨 위에서 아래로

기미·잔주름 방지법

당신의 피부질별·
스킨케어의 키포인트

이제까지 기본적인 피부 손질법을 설명했는데, 다시 정리한다는 의미에서 여기에서 피부 타입별 포인트를 정리해 보자.

지성 피부

피지 분비가 많은 지성 피부인 사람은 세안이 중요한 포인트가 된다. 지성 피부용 탈지력이 강한 비누를 사용하여 아침, 저녁으로 가능하면 점심 때도 세안하는 것이 이상적.

지방분으로 피부가 딱딱해지기 쉬우므로 유연 화장수는 유연 효과가 높은 것을 쓰고 유액은 상쾌하고 가벼운 타입을 쓴다. 보습 크림은 특별히 쓰지 않아도 상관없다. 그러나 건조하기 쉬운 눈 주위나 또는 피부가 건조되기 쉬운 겨울에는 산뜻한 타입의 것을 써도 좋을 것이다.

팩은 세정 효과가 높은 젤리상의 것으로 즉, 1~2회. 마사지는 특별히 할 필요가 없다. 피지와 분비를 일시적이라도 억제하기 위해 수렴 화장수를 쓴다. 여름에는 냉장고에서 차게 한 수렴 화장수로 패팅을 하여 화장의 지속력을 준다.

건성 피부

잔주름이 생기기 쉬운 건성 피부인 사람은 피부의 촉촉함을 유지하는 것이 포인트.

기본적으로는 아침, 저녁으로 2회, 탈지력이 약한 비누로 세안하지만 피부의 건조가 심할 때는 아침 세안은 따뜻한 물만으로 행한다.

유연 화장수나 유액 보습 크림은 보습성이 큰 것을 선택, 팩제도 보습효과가 있는 것을 쓰는 것이 좋을 것이다. 마사지는 극히 가볍게 단시간, 가능하면 매일 밤 행한다. 손가락 끝으로 가볍게 얼굴을 두드리는 정도로도 충분하다.

그렇다고 해도 30대로서 건성 피부인 경우, 여름만은 보통 때 보다 약간 지성인 사람도 있다. 그 경우는 피부의 상태를 잘 파악하여 화장수와 유액만을 바르는 임기응변적인 조치가 필요하다. 기본적으로 수렴 화장수는 사용하지 않는다.

중성 피부

가정 이상적인 피부이지만, 방심은 금물. 중성 피부는 나이를 먹음에 따라 건성 피부 경향을 띠므로 지성 상태를 유지하는 손질이 중요하다.

일반적으로는 노멀용 기초 화장품을 쓰고 밤에 세안, 유연 화장수, 유액, 보습 크림으로 손질한다. 단, 이 타입은 여름에는 지성, 겨울에는 건성 경향이 있으므로 때때로 그 타입에 맞는 기초 화장품을 쓴다.

팩은 1주일에 1~2회, 마사지도 1주일에 1~2회 행한다.

피부의 질은 계절이나 연령에 따라 변하므로 때때로 그에 따른 화장품을 나누어 쓴다.

●타입별 피부 손질법 일람표●

	지성피부	건성피부	중성피부
크린싱	크림 또는 로션 타입 (화장수, 유액, 젤리)	기본적으로는 크림 타입 여름에는 화장수 타입이라도 좋다.	계절에 따라 크림 타입과 로션 타입을
세안	1일 3회 탈지력이 강한 세안료를 사용한다. 입자가 들어 있는 것도 좋다.	1일 2회. 보습제가 든 마일드한 크린싱 폼을 사용한다.	노멀용 계절에 따라 구분하면 더욱 좋다.
화장수 유연	지방분으로 피부가 딱딱해지기 쉬우므로 유연 효과가 높은 타입을	보습제가 들어있는 것을 사용. 건조한 경우 마스크를 사용하면 효과적	노멀용
마사지	정기적으로 행할 필요는 없다.	잘 펴지는 크림을 듬뿍 사용하여 가능하면 매일 밤 가볍게 단시간에 행한다.	주 1~3회
유액	산뜻하고 가벼운 타입을	유분이 많은 유액을 부분적으로 덧칠해도 좋다.	계절 냉난방에 따라 유분이 많은 타입(겨울), 산뜻한 타입(여름)을 나누어 사용한다.
팩	주 1~2회. 사용감이 산뜻한 젤리 타입을	주 1~2회. 피부를 탄력있게 하는 타입을 사용한다. 지나치게 건조되지 않도록 주의	주 1~2회. 벗기는 타입이나 씻어내는 타입도 좋다.
수렴 화장수	화장 전에 수렴 효과가 높은 것으로 피부를 수축시킬 수 있다. 여름에는 마스크를 해도 좋다.	기본적으로는 사용하지 않는다.	노멀용 여름에는 화장 전에 조금 효과가 높은 것을
크림 보습	유분이 적은 산뜻한 타입을 눈 주위에만 이용해도 좋다.	보습 효과가 높은 것. 눈 주위는 아이크림을 이용해도 좋다.	노멀용 눈 주위를 중점적으로
기타	여드름에는 전용 세안료를 사용한다.		

✳ 기미·잔주름 방지법

햇볕에 타 생기는 기미를 만들지 않는 피부의 손질과 대책

'피부의 노화는 어느 정도 자외선을 받았는가에 따라 좌우된다.'라고 일컬어진다. 그만큼 자외선은 피부에 있어서는 큰 적이다.

자외선은 파장(波長)에 따라 A자외선(긴 파장의 자외선)과 B자외선(짧은 파장의 자외선)으로 분류된다. B자외선은 색소 세포를 자극하여 멜라닌 과립을 많이 만들고, A자외선은 이 늘어난 멜라닌 과립의 색을 짙게 만든다. 이렇게 하여 햇볕에 타면 색이 검어지고 기미의 원인이 되는 것이다.

자외선은 또 직접 피부세포에 작용하여 세포에 큰 피해를 주어 잔주름은 물론 피부 노화를 촉진한다.

신진 대사가 왕성한 젊을 때는 그렇다 치고 25세를 넘으면 자외선을 피하는 것 즉, 햇볕을 피하는 것이 싱싱한 피부를 유지하는 중요한 조건이 된다.

일상 생활에서 햇볕에 타는 것에 대한 대책

쇼핑을 가거나 세탁물을 말리는 짧은 시간이라도 방심할 수가 없다.

자외선은 날이 흐려도 지상에 닿는다. 또 햇살이 강한 7~8월 보다 오히려 6월쪽이 자외선의 양이 많다. 5월부터 다음과 같은 대책을 준비할 필요가 있다.

① 자외선이 가장 강한 것은 오전 10시에서 오후 3시 사이이다. 이 사이에는 가능하면 외출을 피한다.

② 외출 시에는 파라솔이나 모자로 직사광선을 피한다. 자외선은 실크나 울은 잘 통과하고 목면은 통과하기 어려운 성질을 갖고 있다.

③ 맨살은 위험하다. 잠시 나가는 것이라 해도 메이크업을 하자. 파운데이션을 두껍게 바르고 파우더를 듬뿍 바르는 것이 요령이다.

④ 또는 썬커트(sun-cut) 성분(산화 티탄, 초미립자 성분 등)을 포함하고 있는 화운데이션을 사용한다.

산이나 바다, 스키장에서의 햇볕 대책

파라솔이나 모자를 이용해도 설면(雪面)은 100%, 흰 모래도 20%의 자외선이 반사된다.

① 썬케어 상품을 덧바르는 것이 기본이다. 썬케어 상품에는 6이나 8이라는 숫자가 있는데, 이것은 썬케어 지수라고 해서 숫자가 높을수록 햇볕 차단 효과가 높은 것이다. 이런 제품은 베이스, 화운데이션, 파우더로 겹쳐 바르는 것이 보다 효과적이다.

② 햇볕 차단제는 2시간마다 다시 바르지 않으면 효과가 저하된다.

③ 뺨, 코, 이마 등은 겹쳐 바르는 것이 좋을 것이다. 목도 잊지 말도록.

햇볕 대책은 5월부터 시작하는 것이 원칙, 썬케어 상품을 사용하여 자외선을 차단한다.

●햇볕을 막는 파운데이션 사용법 ●

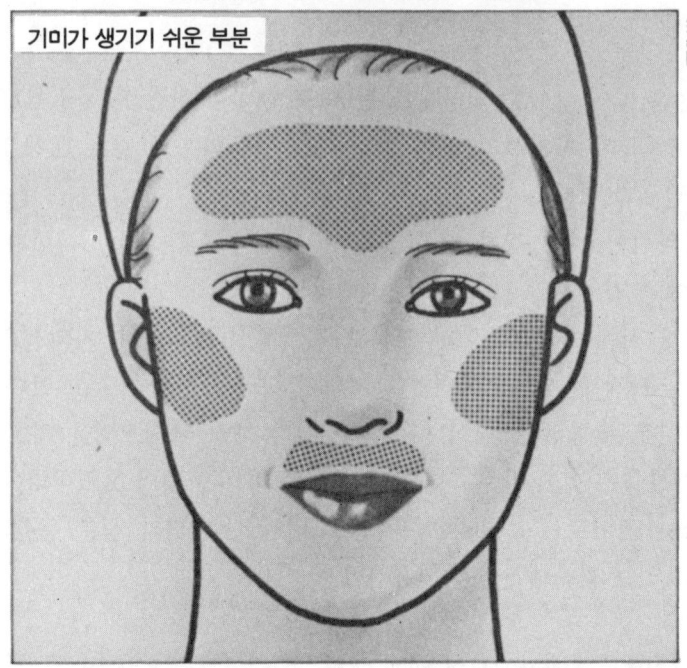

기미가 생기기 쉬운 부분

주근깨는 정상적으로 생기지만 기미는 볼, 이마, 코밑 등에 "면(面)"으로 생긴다.

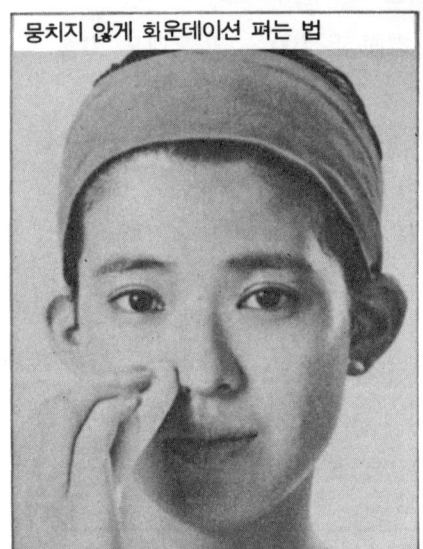

뭉치지 않게 화운데이션 펴는 법

코옆은 스폰지를 뒤로 접어서 그 모서리로 잘게 두드려 편다.

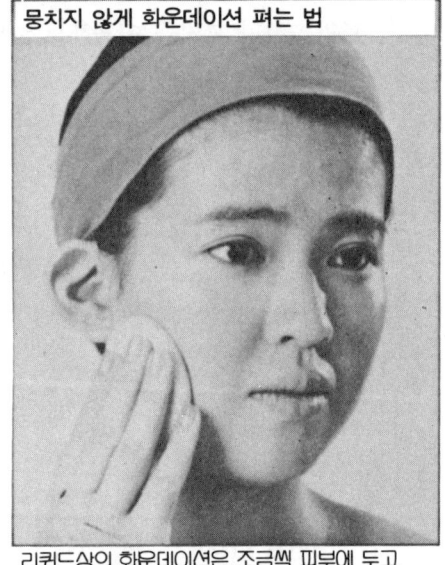

뭉치지 않게 화운데이션 펴는 법

리퀴드상의 화운데이션은 조금씩 피부에 두고 스폰지로 두들기듯 편다. 스틱 타입은 마른 뒤 마찬가지로

✳ 기미·잔주름 방지법

햇볕에 탄 피부의 긴급 조치법

산이나 바다에서 탄 피부는 가벼운 화상을 입은 것과 같은 상태가 된다. 건강한 피부를 되찾기 위해 손질은 피부의 상태를 보면서 신중히 한다.

햇볕에 탄 직후의 손질법

탄 직후에 달아오르거나 화끈거리는 통증이 있는 경우, 우선 피부의 염증을 가라앉히는 것이 선결이다. 팩이나 마사지는 물론 비누 세안이나 메이크업도 중지(약 2~3일)하고 피부를 식히는 일에 전념한다.

○ 피부 식히는 법

찬물(수돗물 또는 냉장고에서 차게 한 물)을 타올에 적셔 짜 얼굴 전체를 덮는다. 15분 정도 피부가 식을 때까지 몇 번이라도 실시.

○ 세안

세안료는 사용하지 말고 물로 얼굴을 두드리듯 씻는다. 비비거나 강하게 두드리면 염증을 악화시키므로 피부를 안정시키는데 유의. 화장수나 유액도 자극이 되므로 세안 후에는 그대로 아무 것도 바르지 말고 피부의 회복을 기다린다.

피부가 달아오르고 저리면

2~3일 지나 피부의 염증이 가라앉은 뒤, 수분 보급을 중심으로 손질한다.

○ 수분 보급과 손질

햇볕에 탄 피부는 수분을 잃고 잔주름이 생기기 쉬운 상태가 되므로 유연 화장수를 적신 솜으로 얼굴 전체를 살짝 닦는다. 또는 유연 화장수의 마스크를 해도 좋을 것이다.

그리고 유액이나 크림을 발라 둔다.

세안은 탈지력(脫脂力)이 약한 세안료로 살짝 씻고 아침에는 따뜻한 물로 씻는 정도로 해둔다. 아직 피부가 완전히 회복되지 않았으므로 화장도 눈, 눈썹, 입술 등 최소한의 포인트 화장 정도로 해두자. 피부를 강하게 비비는 것은 아직 이 단계에서는 피한다.

건강한 피부로 회복되면

염증이 가라앉고 피부가 깨끗해지면 하루라도 빨리 원래의 피부를 되찾는 손질을 한다.

○ 손질법

평소 대로의 손질을 하는데 수분 보급과 동시에 미백 작용(美白作用)이 있는 화장품(비타민C나 프라센터리키드 등이 함유된 것)을 사용해도 좋을 것이다. 화장수나 보습 크림을 사용한다. 피부의 상태에 따라 팩이나 마사지를 병용해도 상관없다. 식사도 비타민 C가 풍부한 것을 먹는다.

햇볕에 탄 직후는 찬 타올로 피부를 식히고 염증이 가라 앉기를 기다린다. 메이크업은 하지 말 것.

●아름다운 피부를 되찾는 햇볕에 탄 뒤의 처리 ●

유연 화장수 마스크

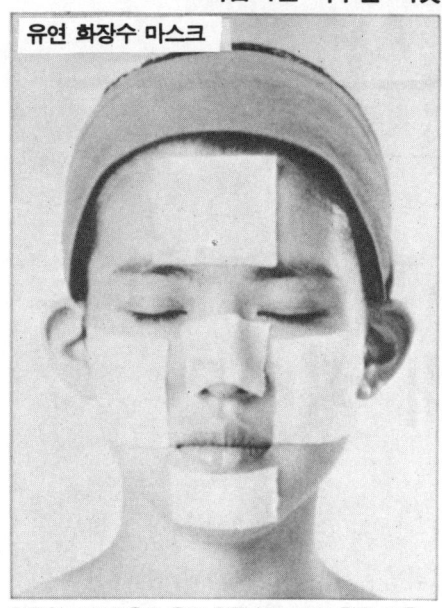

타올로 식힌다

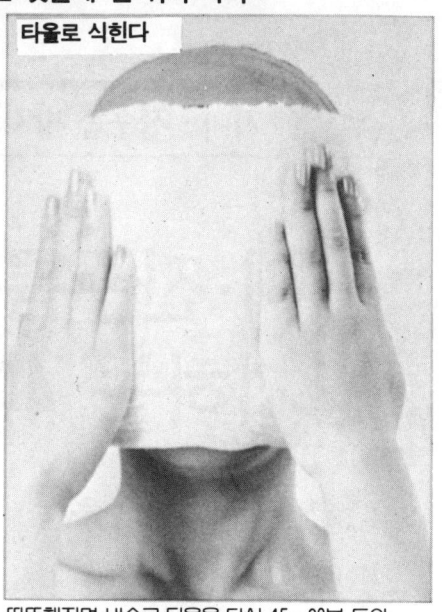

염증이 가라앉으면 유연 화장수를 듬뿍 칠한 솜을
얼굴 위에 4~5분 얹어 두어 수분을 보급한다.

따뜻해지면 냉수로 타올을 다시 15~20분 동안
피부를 식힌다.

화장수 바르는 법

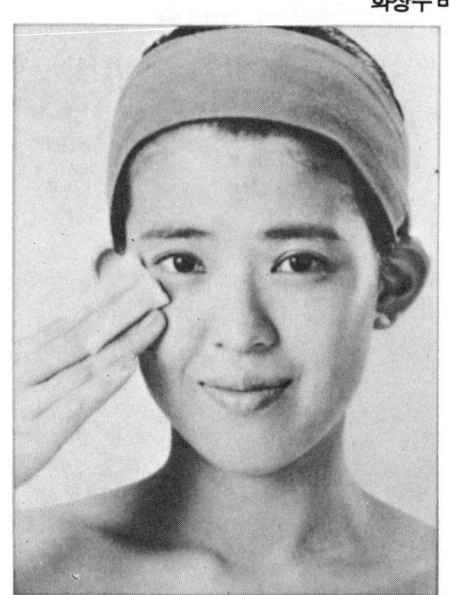

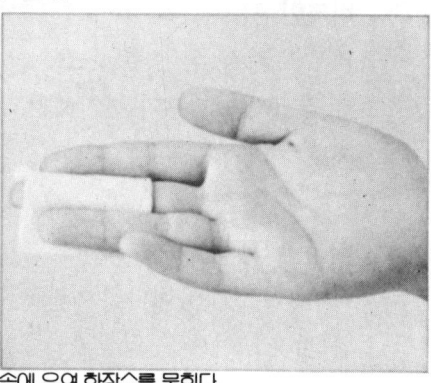

솜에 유연 화장수를 묻힌다.

얼굴 전체를 부드럽게 쓰다듬듯이 솜으로 닦는다.

기미·잔주름·피부 거침을 방지하는 4대 비타민

아름다운 피부를 유지하기 위해서는 피부 손질 뿐만이 아니고 피부 세안에 필요한 영양을 식사로써 섭취하는 것이 중요하다. 단백질과 함께 피부와 관계가 깊은 것은 다음과 같은 비타민이다.

비타민 A
피부의 각화(角化)를 순조롭게 행하기 위해 없어서는 안될 비타민 으로 결핍되면 피부가 까칠해지고 건조한 상태가 된다. 머리카락이나 손톱도 물러지고 잘 부러진다.

비타민 B$_2$
다른 말로 '미용 비타민'이라고 불리우며, 결핍되면 구순염(口脣炎), 설염(舌炎), 여드름, 일광과민증(일광에 약해지는 것) 등이 생긴다.

비타민 C
멜라닌 과립의 증가를 억제하고 기미, 주근깨의 예방이나 치료에 효과가 있는 비타민이다. 또 위궤양이나 화상 등에서 피부의 회복을 촉진한다. 병에 대한 저항력을 길러주고 간장의 해독 작용(解毒作用)

을 돕는 등 다양한 작용이 있다.

비타민 E
혈액순환을 촉진하여 냉증을 예방한다. 호르몬 대사를 정상화한다. 지방의 산화를 방지하여 몸에 나쁜 과산화지질(過酸化脂質) 생성을 억제한다. 소화 방지에 도움이 된다.

4대 비타민이 듬뿍 든 요리
○ 3색 소테……레버와 순무, 송이버섯 소테이다.

① 레버는 흐르는 물에 씻어 먹기 좋은 크기로 자른다. 우유 또는 마늘이나 양파를 넣어 20분 정도 담그어 둔다.

② ①과 함께 씻은 송이버섯, 열탕을 끼얹은 순무를 소금, 후추를 넣고 마지막으로 간장을 넣어 맛을 낸다.

○ 뱀장어와 야채 샐러드……뱀장어와 양배추, 브로커리의 샐러드이다.

① 뱀장어는 구워 잘라놓고 양배추는 잘라 가볍게 소금으로 비비며, 브로커리는 작게 나누어 소금을 넣은 열탕에 데친다.

② ①을 기름과 식초, 소금, 후추를 섞은 드레싱에 섞는다.

○ 시금치 계란말이……시금치를 계란으로 만 것이다.

① 시금치는 살짝 데치면 비타민 C의 손실이 적어진다.

② 계란은 우유를 조금 넣어 얇게 부치고 시금치로 심을 박아 만다.

③ 적당한 크기로 잘라 간장에 찍어 먹는다.

비타민 A, B₂, C, E의 미용 4대 비타민을 음식물로 만들어 듬뿍 섭취한다.

●아름다운 피부 비타민을 듬뿍 취하는 식사 요령 ●

4대 비타민을 듬뿍 포함하고 있는 식품

비타민 A	간유, 레바, 뱀장어, 버터, 계란, 우유, 시금치, 당근, 토마토, 바나나, 복숭아
비타민 B₂	콩, 치즈, 우유, 쇠고기, 레바
비타민 C	레몬, 토마토, 오렌지, 딸기, 양배추, 무, 파셀리, 감, 밤, 우유
비타민 E	맥아, 대두, 현미, 땅콩, 시금치, 피망, 계란 노른자, 우유

4대 비타민 보급에 최적한 일품요리

● 뱀장어와 야채 샐러드
드레싱…콩기름 큰스푼 1개, 식초 큰스푼 1개,
　　　후추 약간, 레몬즙 약간
뱀장어 한 마리, 양배추와 브로커리는 적당히

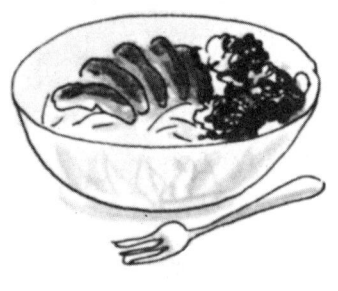

● 삼색 소테
기버 50g, 소금엽 50g, 송이버섯 20g,
기름 5g, 소금·후추·간장 각각 약간씩

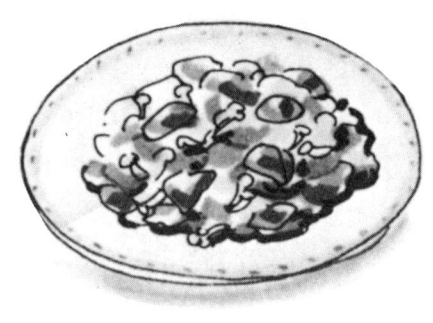

● 시금치 계란말이
시금치 70g, 계란 작은 것 1개,
콩기름 (또는 식용유) 5g, 우유,
큰스푼 1개

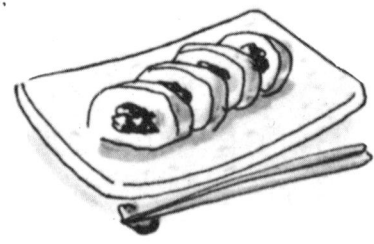

몸으로 자연스럽게 예뻐지는 급소 미용법

아름다운 피부란 일반적으로 다음과 같은 조건을 갖춘 피부라고 생각되고 있다.

① 털구멍이 눈에 띄지 않고 살결이 곱다.

② 피부 표면의 각질층(角質層)에 수분이 유지되어 피부가 윤기가 있다.

③ 기미가 없이 희다.

④ 피부에 탄력과 긴장이 있다.

⑤ 혈색이 좋고 피부가 싱싱하다.

이제까지 소개해 온 피부 손질법은 모두 건강한 피부를 유지하여 이런 아름다운 피부에 달하기 위한 방법이다. 물론 화장품으로 피부의 이상(異常)을 고치기도 하고 피부의 질을 바꿀 수는 없으나 매일 끈기 있게 피부 손질을 함으로써 필요 이상으로 주름을 늘리거나, 기미를 만드는 것은 예방할 수가 있다.

아름다운 피부를 만드는 급소 지압의 사고방식

급소 지압은 크림을 바르는 것처럼 직접 피부에 작용하는 것은 아니지만, 몸의 기능을 정비하여 몸 안쪽으로부터 피부를 아름답게 하려는

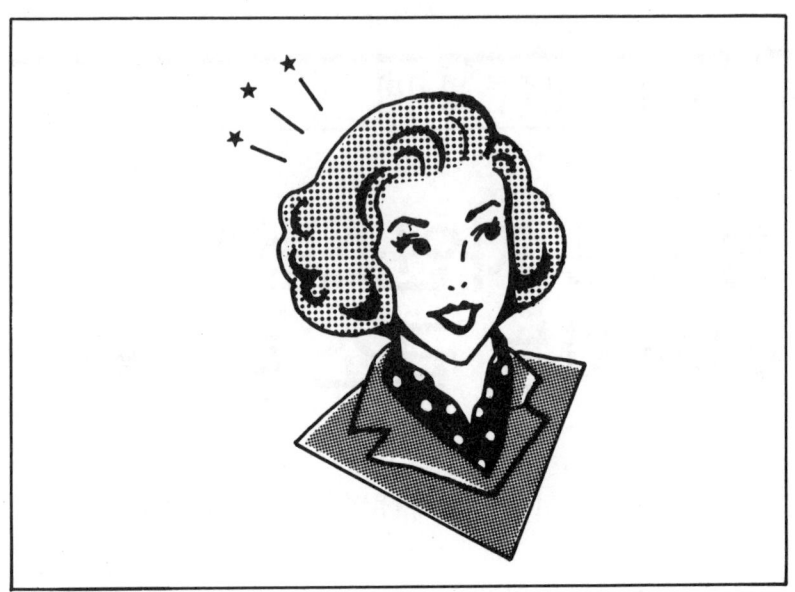

것이 목적이다.

동양 의학에서 말하는 건강은 '장부학설(臟腑學說)' 이라는 생각에 근거를 두고 있다.

'오장육부 (五臟六腑)'라는 말을 들은 적이 있을 것이다. 동양의학에서는 오장(심장, 폐, 간장, 신장, 비장)과 정신면을 담당하는 '심포 (心包)'를 더하여 육장이라 하고, 여기에 이와 피를 이루며 서로 도와 생명을 유지하는 것을 육부(담, 소장, 대장, 위, 방광에 체온을 담당하는 삼초를 더한 것)라고 생각한다. 이 육부에 에네르기를 주입하는 것이 전신을 도는 경락(經絡)이라는 네트워크이다.

동양의학에서는 이 경락을 흐르는 에네르기가 어딘가에 모이면 오장육부의 작용이 저하되어 여러 가지 이상이 나타난다고 생각한다. 급소는 이 경락 위에 있으면서 에네르기의 흐름을 원활하게 하여 몸의 기능을 향상시키는 조정점(調整点)에 해당한다.

따라서 예를 들어 위(胃)가 나쁘면 위에 에네르기를 넣는 경락상

(經絡上)의 급소를 지압하여 위의 상태를 정비하는 것이다. 위(胃)를 고치는 데 어째서 멀리 떨어진 팔의 급소를 지압하는가, 라는 의문을 가지는 사람이 있을 것인데, 그것은 급소와 위가 눈에 보이지 않는 경락이라는 에네르기의 흐름 속에 연결되어 있기 때문이다.

그러나 동양의학에서 말하는 장기(臟器)는 서양의학의 그것과 같은 것을 가리키고 있지는 않다.

예를 들면 폐에 에네르기를 넣는 '폐경(肺經)'이라는 경락은 폐장뿐만이 아니라 기관(氣管), 목구멍, 코, 또 피부에도 에네르기를 준다. 동양 의학에서라면 이런 기관은 모두 폐와 일련되는 것이라고 생각되고 있다.

앞으로 소개할 급소도 모두 동양의학의 사고방식에 그 근거를 둔 것이다.

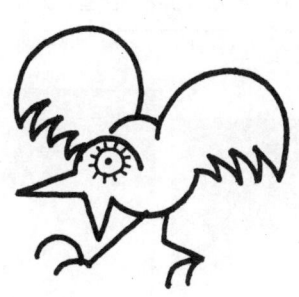

피부 손질을 게을리하는 것은 그대로 피부의 노화로 이어진다. 견실한 손질과 지압을.

●급소를 정확하게 찾기 위한 포인트●

오목한 곳을 찾는다	급소는 근육과 근육 사이, 뼈와 뼈 사이, 힘줄과 힘줄 사이 등에 많이 있다. 뼈나 근육, 힘줄 주위를 찾아 오목한 곳을 찾는다.
좌우 함께 찾는다	대부분의 급소는 정중선(正中線)을 중심으로 좌우 대상에 위치하고 있다. 대(對)의 급소를 찾을 때는 반드시 좌의 같은 곳을 만져 눌렀을 때의 반응을 본다.
피부의 반응을 본다	급소를 만지면 ① 찡하는 통증을 느낀다. ② 응어리를 느낀다. ③ 압통이 있다. ④ 피부가 당긴다. ⑤ 누르면 오목한 것을 느낀다 등 다른 부분과 다른 감촉이 있다.

잘 지압하기 위한 5가지 원칙

피부 표면을 수직으로 누른다	급소는 기본적으로는 몸 중심을 향해 수직으로 누른다. 이것을 '수직압'이라고 한다.
누르는 힘은 일정하게	하나의 급소는 대체로 3초 씩 압박하는데, 그동안 일정한 힘을 유지하는 것으로 자극이 침투한다.
손가락 끝에 체중을 실는다	손가락의 힘 만으로 누르면 피로해질 뿐만 아니라 힘을 넣는 것이 인정되지 않는다. 체중을 실는다는 생각으로 누른다.
긴장을 푼다	누르는 부분의 근육이 긴장되어 있으면 지압이 내부까지 침투하지 않는다. 자세에 신경을 쓰면서 근육을 릴렉스시킨다.
호흡에 맞추어	일반적으로 숨을 마실때 근육은 이완된다. 호흡은 4초 정도이므로 1, 2, 3으로 숨을 내쉴때 누르고, 4에서 뛰는 호흡에 맞추어 누른다.

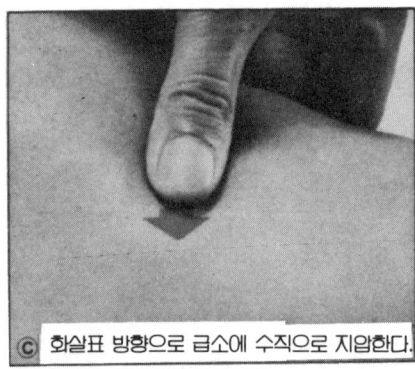

ⓒ 화살표 방향으로 급소에 수직으로 지압한다.

※ 강한 자극 : 손가락을 세운다.
　중간 정도의 자극 : 반 정도 손가락을 댄다.
　약한 자극 : 손가락을 뉘워 넓게 댄다.

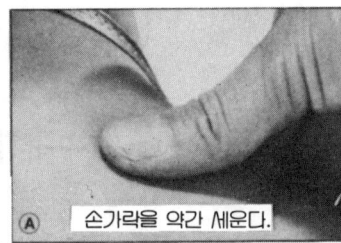

Ⓐ 손가락을 약간 세운다.

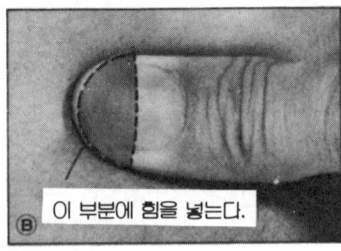

Ⓑ 이 부분에 힘을 넣는다.

지압 방법(엄지를 사용할 때) 손가락 선단부에 체중을 실는다는 생각으로 지압한다. 손가락을 가볍게 세우고 숨을 내쉴때 3초 정도 누른다.

기미 · 주근깨를 조금씩 눈에 띄지 않게 한다

기미와 주근깨는 모두 갈색 색소 침착으로 일어나지만 그 발생의 메카니즘에는 차이가 있다. 주근깨는 유전적인 요소가 강하여 어렸을 때부터 점상(点狀)으로 얼굴에 나타나는 경우도 있으나, 대부분은 사춘기 이후에 눈에 띄게 된다. 안타깝게도 완전히 없앨 수는 없다.

그러나 자외선을 피하는 것으로 눈에 띄지 않게 할 수는 있다.

한편 기미는 35세 이후에 눈에 띄게 되는 경우가 많고, 햇볕에 타거나 호르몬 이상, 스트레스 등 여러 가지 원인이 있다. 간단하게 고칠수는 없으나 증악요인(增惡要因)을 제거하면 서서히 눈에 띄지 않게할 수도 있다. 피부의 상태를 건강하게 유지하는 것과 동시에 역시 자외선 대책이 중요 포인트이다.

눈에 띄어 신경 쓰이는 경우에는 미백용 화장품으로 손질을 하고 또 파운데이션을 덧발라 그 부분을 커버하면 좋을 것이다.

기미 · 주근깨 감추는 방법

얼굴 전체를 두껍게 칠하면 오히려 부자연스럽다. 보통 화운데이션을 전체적으로 편 다음 커버력이 있는 화운데이션을 신경 쓰이는 부분에 덧바른다. 그리고 주변부를 손가락 끝으로 두들겨 주위와 자연스럽게 어울리도록 한다.

급소 지압법

급소 지압으로 기미나 주근깨를 단시간에 치료할 수 있으나 몸을 정비하고 피부의 기능을 정상화하여 기미나 주근깨를 눈에 띄지 않게 하는 것을 목적으로 실시한다. 신유(腎兪)와 명문(命門)은 호르몬의 분비를 조정하고, 단중(膻中)은 신경을 안정시키는 작용을 갖고 있다.

명문(命門)……등뼈 맨위에 있는 급소. 허리에는 2개의 큰뼈(장골릉 ; 腸骨稜)이 융기해 있다. 이 2개의 융기를 잇는 선에서 손가락 폭 3개 만큼 위인 등뼈 위의 오목한 부분에 있는 것이 이 급소이다. 강압(強壓)하지 않도록 한다.

신유(腎兪)……명문에서 좌우로 3~4cm 바깥쪽.

엄지손가락을 급소에 대고 허리를 잡은 다음 몸을 비틀면서 지압한다.

삼초유(三焦兪)……신유(腎兪)에서 손가락 폭 1개 만큼 위. 신유와 같은 요령으로 3~5회 지압.

단중(膻中)……가슴의 급소로, 좌우의 유두를 잇는 선 중앙에 있다.

양지(陽池)……손목 바깥쪽에 생기는 주름 위로, 중앙부에 있는 굵은 심줄의 새끼손가락 쪽 오목한 곳.

태계(太谿)……안쪽 복사뼈 바로 위로, 아킬레스건 사이의 오목한 곳. 손으로 만지면 박동을 느끼는 곳. 엄지의 관절을 세워 지압한다.

자외선으로부터 피부를 차단하고 급소 지압으로 몸의 컨디션을 정비하여 서서히 눈에 띄지 않도록 한다.

●기미, 주근깨를 눈에 띄지 않게 하는 지압과 메이크업●

등의 급소 찾는 법

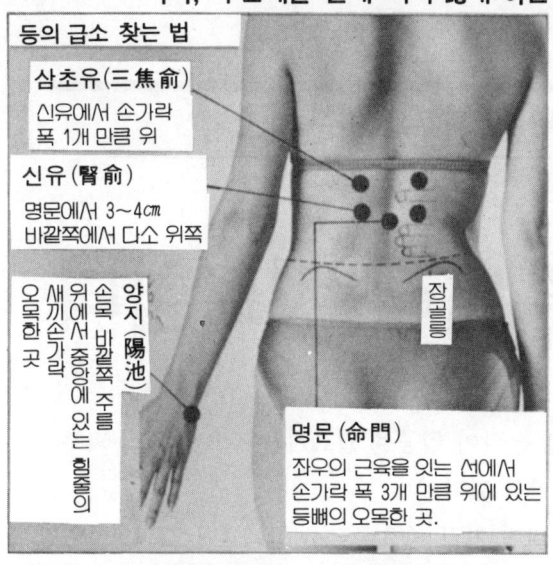

삼초유(三焦俞)
신유에서 손가락 폭 1개 만큼 위

신유(腎俞)
명문에서 3~4cm
바깥쪽에서 다소 위쪽

양지(陽池)
손목 바깥쪽 주름 위에서 중앙에 있는 새끼손가락 오목한 곳

장골릉

명문(命門)
좌우의 근육을 잇는 선에서 손가락 폭 3개 만큼 위에 있는 등뼈의 오목한 곳.

기미, 주근깨를 감추는 메이크업

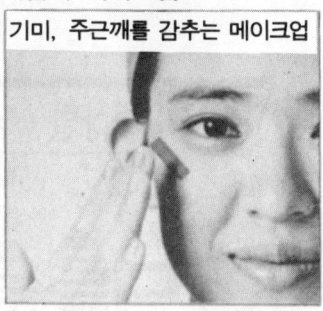

사선으로 커버력 있는 파운데이션을 겹쳐 바르고 손가락 끝으로 두드려 펴듯 바른다.

신유(腎俞), 삼초유(三焦俞) 누르는 법

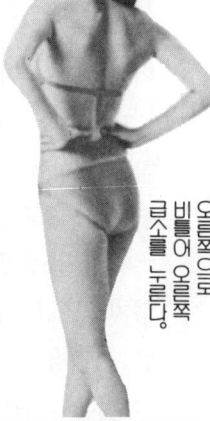

뒤에서 두 손의 엄지를 겹쳐 수직으로 누른다. 너무 강하게 누르지 않도록 주의한다.

오른쪽으로 비틀어 오른쪽 급소를 누른다.

허리를 잡고 엄지를 급소에 댄 다음, 몸을 비튼다. 비튼쪽 급소를 누르면 잘 지압할 수 있다.

가슴의 급소 찾는 법

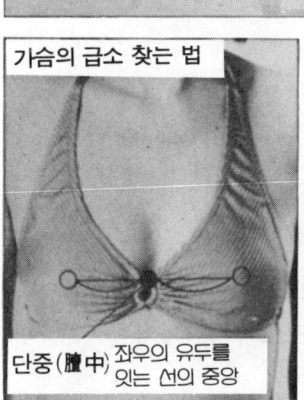

단중(膻中) 좌우의 유두를 잇는 선의 중앙

명문(命門) 누르는 법

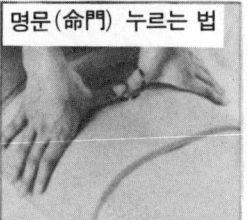

양지(陽池) 누르는 법

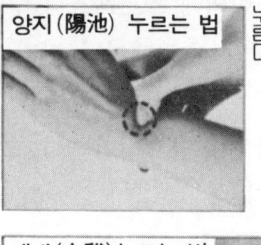

엄지손가락을 세워 누른다.

단중 누르는 법

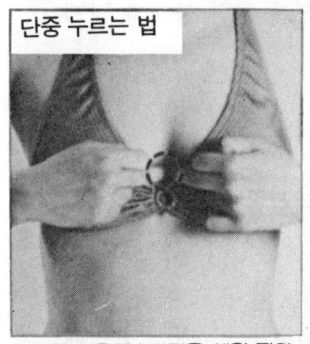

양손의 가운데손가락을 세워 지압

태계(太谿) 누르는 법

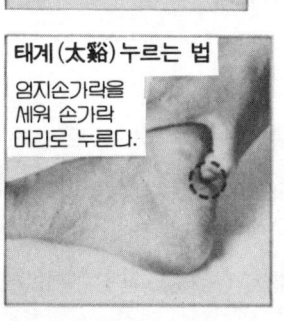

엄지손가락을 세워 손가락 머리로 누른다.

발의 급소 찾는 법

태계(太谿)

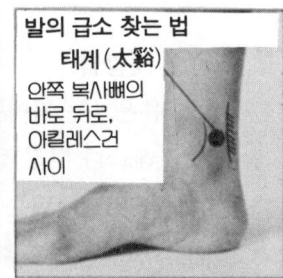

안쪽 복사뼈의 바로 뒤로, 아킬레스건 사이

여드름을 빨리 치료한다

여드름은 피지가 털구멍을 막아 염증을 일으키는 것으로 지성 피부인 사람에게 나타나는 경향이 있다.

피부를 청결하게 하는 것이 가장 중요하고 세안은 1일 3회 행하며 더러움이나 여분의 기름기를 제거한다.

머리카락이나 모피, 레이스 장식이 얼굴에 닿으면 옷도 피부를 자극하여 증상을 악화시킨다. 화장은 되도록 엷게 하고, 가능하면 파운데이션을 사용하지 말고 눈썹, 눈, 입 등의 포인트 화장에 한한다.

시판되고 있는 여드름용 약을 사용하는 경우엔 여드름 이외는 사용하지 않도록 주의한다. 이외에 스트레스나 수면 부족, 변비, 위장장해에 신경을 쓰고 음식물은 초코렛이나 커피, 코코아 등 자극물이나 단 것은 피한다.

또 여드름은 세균 감염을 일으키기 쉽고 그렇게 되면 상처가 남게 되므로 그래서는 안된다.

급소 지압법

여드름은 사춘기에는 누구나 생기므로 크게 걱정할 것은 없다. 그러나 스트레스나 위장 장해는 여드름을 악화시키는 원인이 되므로 몸의 컨디션을 정비한다는 의미에서 급소 지압을 해도 좋을 것이다. 대추(大椎), 중완(中脘), 천추(天樞), 관원(關元), 거궐(巨闕)은 소화기계의 작용을 좋게 하고 변비를 해소하는 급소이다. 또 옛날부터 합곡(合谷)은 명혈(名穴)이라고 일컬어지고 있다.

대추(大椎)……목 뒤에 있는 급소이다. 목을 앞으로 숙이면 등쪽의 목 뿌리에 크게 나온 뼈(제7경추)가 있다.

이뼈 아래의 오목한 곳이 대추이다.

폐유(肺兪)……견갑골 위의 각을 잇는 선상으로 등뼈에서부터 3 cm 바깥쪽. 자기지압(自己指壓)은 무리이므로 다른 사람에게 부탁한다.

삼초유(三焦兪)……p67 참조

신유(腎兪)……p67 참조

합곡(合谷)……엄지와 집게손가락 사이에 있는 급소. 엄지와 집게손가락의 뼈가 만나는 곳에서 조금 위를 누르면 통증이 울린다. 다소 집게손가락 방향을 향해 누르면 잘 듣는다.

중부(中府)……쇄골 아래를 따라 가면 견관절(肩關節) 가까이 오목한 곳이 있다. 이 오목한 곳에서 4~5cm 아래의 압통이 있는 곳.

거궐(巨闕)……흉골 하단에서 4cm 아래에 있다.

중완(中脘)……배꼽에서 약8cm 위로, 배꼽과 명치 중앙.

천추(天樞)……배꼽 양쪽에서 약4cm 바깥쪽.

관원(關元)……배꼽의 약 6cm 아래.

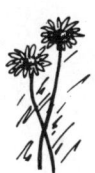

1일 3회 세안을 하여 더러움이나 여분의 지방분을 정성스럽게 없애고 등과 복부를 지압.

●여드름에 효과가 있는 지압법●

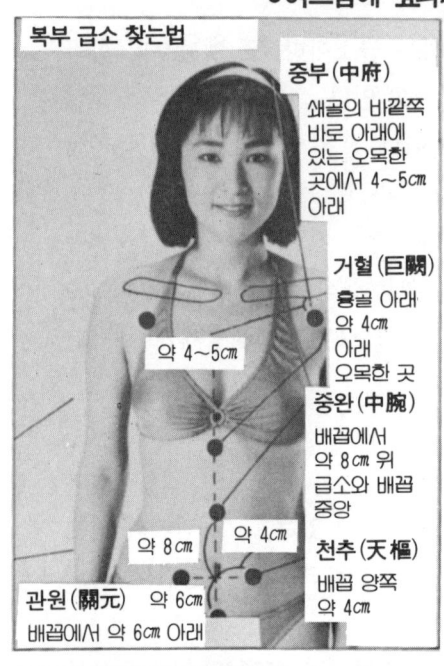

복부 급소 찾는법

중부 (中府)

쇄골의 바깥쪽 바로 아래에 있는 오목한 곳에서 4~5㎝ 아래

거혈 (巨闕)

흉골 아래 약 4㎝ 아래 오목한 곳

중완 (中脘)

배꼽에서 약 8㎝ 위 급소와 배꼽 중앙

약 4~5㎝

약 8㎝   약 4㎝

천추 (天樞)

배꼽 양쪽 약 4㎝

관원 (關元)   약 6㎝

배꼽에서 약 6㎝ 아래

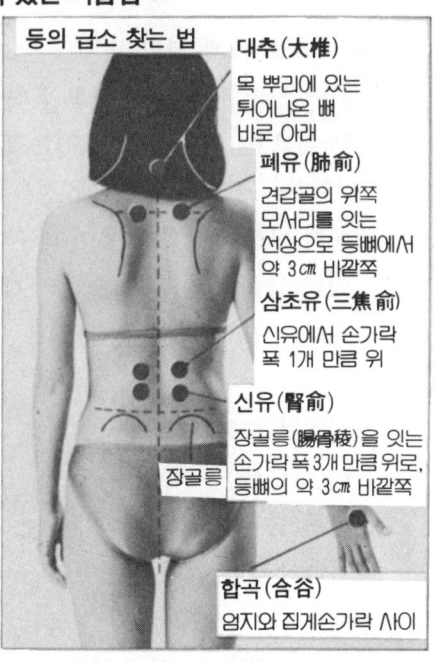

등의 급소 찾는 법

대추 (大椎)

목 뿌리에 있는 튀어나온 뼈 바로 아래

폐유 (肺俞)

견갑골의 위쪽 모서리를 잇는 선상으로 등뼈에서 약 3㎝ 바깥쪽

삼초유 (三焦俞)

신유에서 손가락 폭 1개 만큼 위

신유 (腎俞)

장골릉 (腸骨稜) 을 잇는 손가락 폭 3개 만큼 위로, 등뼈의 약 3㎝ 바깥쪽

장골릉

합곡 (合谷)

엄지와 집게손가락 사이

중부 (中府) 누르는 법

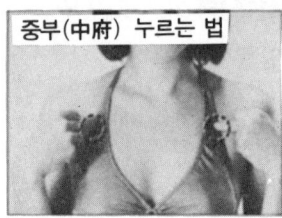

좋다. 왼손으로 왼쪽 급소는 지압. 오른손으로 오른쪽 급소는 가운데손가락으로

폐유 (肺俞) 누르는 법

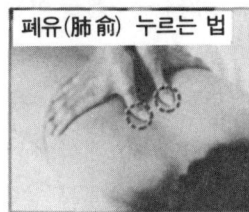

체중을 싣듯이 하여 수직으로 눌러 달라고 한다. 기분 좋을 정도의 강도로

천추 (天樞) 누르는 법

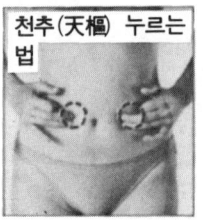

복부는 지방이 두꺼우므로 조금 강하게 눌러도 좋다.

거궐 (巨闕) 누르는 법

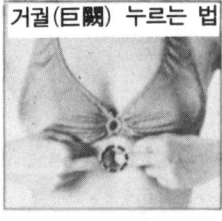

양손의 가운데손가락 으로 지압

대추 (大椎) 누르는 법

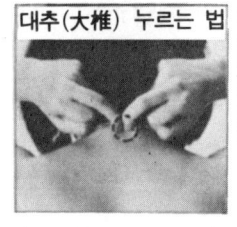

양손의 가운데 손가락으로 지압

관원 (關元) 누르는 법

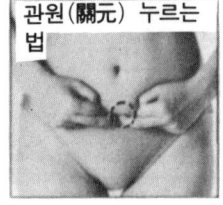

양손의 가운데손가락을 세워서 누른다.

중완 (中脘) 누르는 법

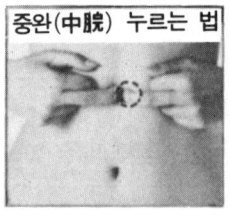

양손으로 누른다. 복부의 힘을 빼고

합곡 (合谷) 누르는 법

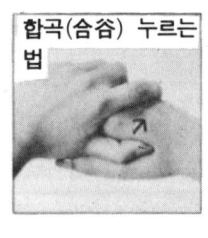

손을 잡듯이 하여 엄지로 급소를 집게 손가락 방향으로 누른다.

증상별 · 당신의 피부 트러블 해소법

얼굴색 윤기를 좋게 한다

안색이 나쁘거나 하면 아무래도 건강하지 못한 인상을 주는 경향이 있다. 실제로 빈혈이나 내장의 병 또는 수면 부족이나 과로가 원인이 되어 안색이 나빠지는 경우도 있으므로 우선 몸 내부의 문제점을 해결하는 것이 선결이다.

그렇다고는 해도 일반적으로 연령이 많아짐에 따라 이런 증상이 나타나기 쉬운 것도 사실이다. 그 원인의 하나로써 생각할 수 있는 것이 피부의 건조로, 연령과 함께 각질층이 두꺼워지고 수분을 부족하게 하여 투명감을 잃고 피부가 거무티티하게 된다. 따라서 보습이 높은 크림이나 유액을 사용하여 피부 건조를 방지하는 것도 대책의 하나가 된다.

그래도 신경 쓰이는 경우는 메이크업으로 커버하면 좋을 것이다. 안색이 푸르스름한 사람은 녹색계의 컨트롤 칼라를 엷게 바르고, 그 위에 파운데이션을 바르면 피부에 투명감이 나타난다. 푸르스름한 사람은 핑크계나 로즈계의 파운데이션을 사용한다. 그리고 핑크계의 볼터치와 눈 아래에 하일라이트를 주어 안색을 살린다.

립스틱이나 아이샤도우는 크림 타입의 것이 좋을 것이다. 펄이 든 것은 반대로 지나치게 피부를 죽이므로 엷게 바르도록 주의한다.

급소 지압법

혈액순환을 개선하고 피로를 회복하기 위해 급소 지압을 한다. 후두부의 급소는 얼굴의 혈액순환을 좋게 하여 신경 기능을 안정시키는 것을 목적으로 지압한다. 또 완골(完骨)은 불면해소 작용이 있다.

천주(天柱)……목 뒷쪽의 급소이다. 목 뒤에 있는 굵은 2개의 근육 양옆으로 머리가 난 오목한 곳에 해당한다.

풍지(風池)……천주에서 손가락 폭 1개 만큼 바깥쪽의 오목한 곳으로 머리카락이 난 곳.

완골(完骨)……귀 뒤를 보면 크고 굵은 뼈(유상돌기)가 있다. 이 뼈의 목 주위에 있는 오목한 곳이 완골이다.

어느 급소나 누르면 독특한 압통이 있으므로 손가락으로 누르면서 찾아가기 바란다. 이상의 급소는 4개의 손가락으로 머리를 바꾸면서 엄지의 배쪽을 급소에 대고 머리를 뒤로 숙이면서 지압을 하면 효과가 있다.

삼초유(三焦兪)……찾는 법은 p67 참조

명문(命門)……찾는 법은 p67 참조

태계(太谿)……신경의 홍분을 가라앉히고 손발의 냉증이나 변비 등에 효과가 있는 급소이다. 안쪽 복사뼈와 아킬레스건 사이 도랑에 있다.

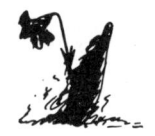

보습성이 높은 크림이나 유액을 사용하여 피부의 건조를 방지하고 지압으로 혈액순환을 좋게 한다.

●얼굴색을 좋게 하는 지압법●

후두부(後頭部) 급소 찾는 법

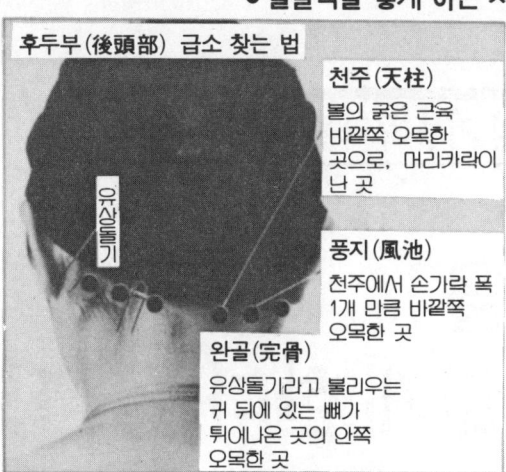

천주(天柱)
볼의 굵은 근육 바깥쪽 오목한 곳으로, 머리카락이 난 곳

풍지(風池)
천주에서 손가락 폭 1개 만큼 바깥쪽 오목한 곳

완골(完骨)
유상돌기라고 불리우는 귀 뒤에 있는 뼈가 튀어나온 곳의 안쪽 오목한 곳

얼굴색을 돋보이게 하는 메이크업

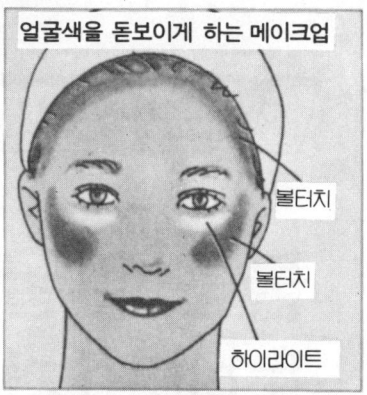

볼터치는 볼뼈 높은 부분에 넓게 칠하고 이마에도 얼굴을 감싸듯이 넓게 편다. 하이라이트는 눈 아래에, 아이샤도우는 핑크계나 퍼플계를 눈꺼풀에 엷게 펴고, 눈 아래에는 바르지 않는다. 입술은 윤기 있는 타입으로 윤곽을 정확하게 그린다.

허리 급소 찾는 법

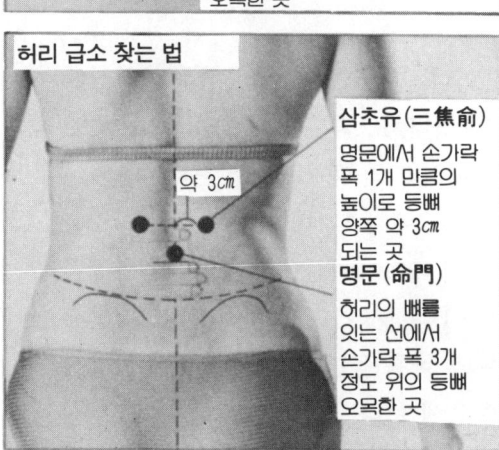

약 3cm

삼초유(三焦俞)
명문에서 손가락 폭 1개 만큼의 높이로 등뼈 양쪽 약 3cm 되는 곳

명문(命門)
허리의 뼈를 잇는 선에서 손가락 폭 3개 정도 위의 등뼈 오목한 곳

천주(天柱) 누르는 법

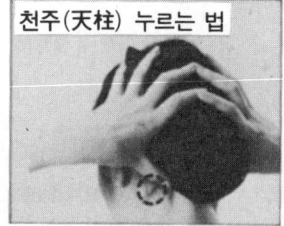

4개의 손가락으로 머리를 지탱하면서 엄지로 지압. 두개골을 향해 누른다.

풍지(風池) 누르는 법

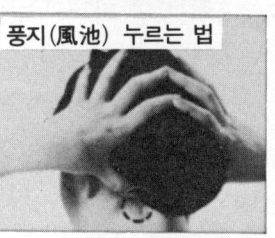

천주와 마찬가지로 누른다.

발의 급소 찾는 법

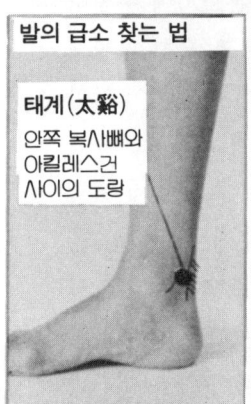

태계(太谿)
안쪽 복사뼈와 아킬레스건 사이의 도랑

후두부(後頭部) 급소 지압 요령

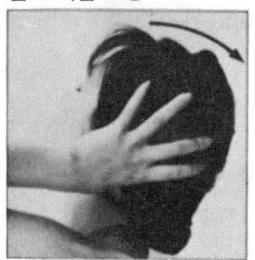

머리를 뒤로 젖히고 이것을 되누르는 기분으로 급소를 눌러도 좋다.

완골(完骨) 누르는 법

천주와 마찬가지로 누른다.

붉은 얼굴을 눈에 띄지 않게 한다

붉은 얼굴이라고 해도 여드름이나 습진으로 붉어진 경우는 화장을 중지하고 전용(專用) 손질이 필요하다. 또 피부가 아프고 가려움증이 동반되는 경우는 모든 손질을 중지하고 곧 피부과를 찾는다.

이런 이상이 없이 피부가 붉을 경우에는 모세혈관의 수축과 확장을 컨트롤하고 있는 자율신경의 작용이 나쁘기 때문에 모세혈관이 확장된 채 혈액순환이 나빠지는 경우가 많은 것이다. 따라서 급격한 환경 변화에 순응할 힘이 약하게 되는데, 예를 들면 추운 날 밖에서 난방된 방으로 들어오면 피부의 상태가 눈에 띈다.

이런 피부는 체질도 있고 좀처럼 고치기 어렵지만, 온도차에 주의하는 것이 대책의 하나이다. 추운 곳에서는 손가락 끝으로 극히 가볍게 피부를 두드려 혈액순환을 촉진시킨다. 발이 차면 반대로 얼굴이 달아오르기 쉬우므로 두꺼운 양말을 신어 보온을 유지하자.

일상 피부의 손질은 마사지 크림을 듬뿍 사용하여 손가락이 잘 미끌어지도록 하면 좋을 것이다. 절대로 손가락에 힘을 주어서는 안된다.

메이크업은 상기된 부분이 뜨기 쉬우므로 수렴 화장수로 피부를 긴장시키고 베이스 크림을 정성스럽게 펴바른다. 붉은 기가 강한 부분은 그린의 컨트롤 컬러를 쓰고 주위를 두드려 편 뒤, 파운데이션을 바른다.

급소 지압법

단중(膻中)과 백회(百會)는 신경의 흥분을 가라앉히고 합곡(合谷)과 용천(湧泉)은 얼굴의 상기를 막는 작용이 있다.

백회(百會)……두정부의 급소. 코에서부터 이마 중앙을 빠져나가는 선과 양귀를 이은 선이 만나는 곳. 누르면 예리한 통증이 있다.

천주(天柱)……후두부의 급소로 두통, 어깨 결림, 혈행 개선 등에 잘 쓰인다.

풍지(風池)……p73 참조

단중(膻中)……p67 참조

합곡(合谷)……엄지와 집게손가락 사이에 있는 급소로, 동양의학에서는 얼굴의 상기를 없애는 작용이 있다고 일컬어진다.

용천(湧泉)……발바닥의 급소로, 상기를 가라앉히고 안면의 울혈을 제거하는 작용이 있다고 생각되고 있다. 발바닥의 '인(人)'자형의 불룩한 사이에서 그중 오목한 곳에 해당한다. 누르면 압통이 있으므로 양손 엄지로 지압한다.

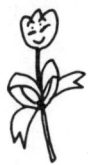

피부에 이상이 없는 경우는 온도차에 주의하고, 마사지나 지압으로 혈액순환을 촉진시킨다.

●붉은 얼굴을 고치는 지압 ●

가슴과 손의 급소 찾는 법

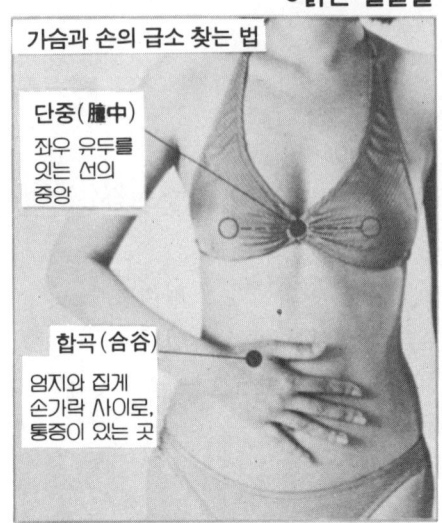

단중(膻中)
좌우 유두를
잇는 선의
중앙

합곡(合谷)
엄지와 집게
손가락 사이로,
통증이 있는 곳

머리의 급소 찾는 법

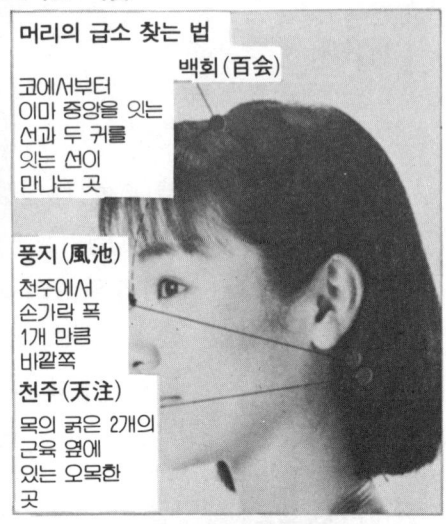

백회(百会)
코에서부터
이마 중앙을 잇는
선과 두 귀를
잇는 선이
만나는 곳

풍지(風池)
천주에서
손가락 폭
1개 만큼
바깥쪽

천주(天注)
목의 굵은 2개의
근육 옆에
있는 오목한
곳

백회(百会) 누르는 법

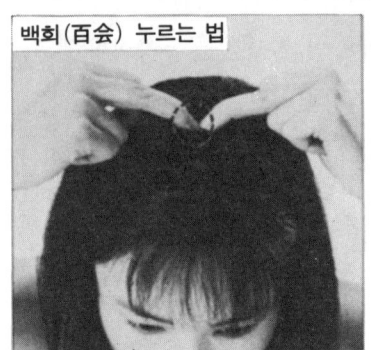

양손의 가운데손가락 제1 관절을 세워
3초 정도 3~4회 지압한다.

용천 누르는 법

발을 잡아
양손의 엄지로
누른다.
약간 힘을 넣어
지압해도 좋다.

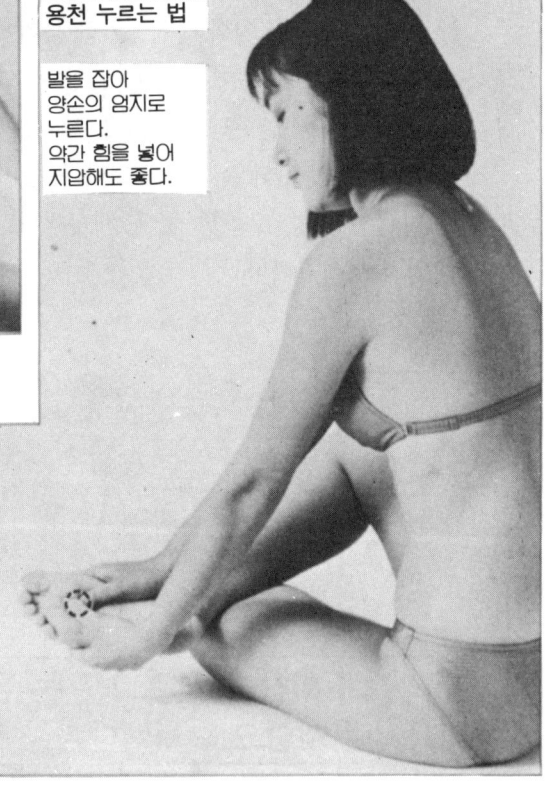

발의 급소 찾는 법

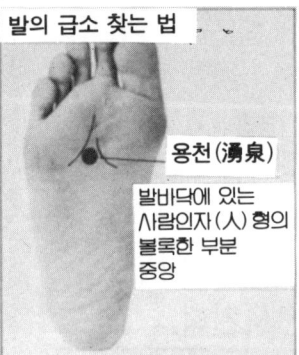

용천(湧泉)
발바닥에 있는
사람인자(人) 형의
볼록한 부분
중앙

5 증상별 · 당신의 피부 트러블 해소법

눈 밑을 밝게 하여 눈을 생생하게 만든다

철야 따위를 하면 눈 밑이 푹 들어가는 듯이 검게 되는 경우가 있다. 이것은 피부가 검어지는 것 이외엔 특별한 증상이 없고 기미와 같이 경계선이 분명치 않은 경우가 많은 것 같다.

수면 부족이나 과로에 의해 나타나기 쉬우므로 피로의 바로미터라고도 한다. 피로가 회복되면 이것도 엷어지므로 규칙적인 생활을 하여 수면을 충분히 취하는 것이 가장 좋은 대책이라고 할 수 있을 것이다.

또 피부가 건조해 있으면 이것이 눈에 잘 띄므로 유액이나 보습 크림으로 촉촉함을 유지하는 것이 중요하다. 걱정이 되면 미백용 팩을 하는 사람이 있는데, 눈 밑은 피부가 얇고 자극에 민감하므로 팩은 절대로 실시하면 안된다.

회복될 때까지는 조금 밝은 화운데이션이나 눈 밑에 엷게 하일라이트를 넣어 눈을 밝게 보이도록 하면 좋을 것이다. 단, 하일라이트나 화운데이션으로 가리려고 두텁게 바르면 오히려 투명감이 없어지고 피부가 어두워 보이므로 주의한다.

또 눈 밑의 아이샤도우도 너무 밝은 것을 사용하면 위화감이 있고 부자연스럽다.

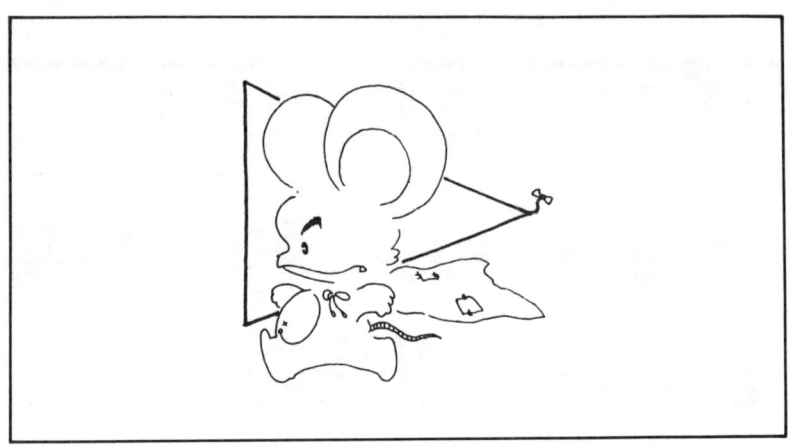

급소 지압법

피로를 빨리 회복시켜 눈 밑의 어두움을 눈에 띄지 않도록 하는 것이 목적이다.

동양의학에서는 피로, 불면, 심로(心勞) 등이 원인이라고 생각한다.

이런 증상에는 옛날부터 삼초유(三焦兪), 신유(腎兪), 명문(命門)의 급소가 사용되어 왔다. 또 눈 주위의 급소도 혈액순환을 촉진시킨다.

삼초유(三焦兪)······찾는 법은 p67 참조

신유(腎兪)······신장계(腎臟系)의 작용을 좋게 하고 노폐물의 배출을 활발하게 한다고 일컬어지고 있다.

명문(命門)······동양의학에서는 생명력이 숨쉬는 급소라고 생각되고 있다.

양지(陽池)······p67 참조

찬죽(攢竹)······눈썹내의 뼈 오목한 곳. 가운데손가락에서 다소 위를 향해 지압한다. 안정피로나 눈 밑이 어두워지는 데 효과가 있는 급소.

정명(睛明)……눈 머리에서 5mm 안쪽의 급소. 다소 위를 향해 누른다. 눈의 피로를 푸는 급소이다.

동자료(瞳子髎)……눈 꼬리에서 1cm 바깥쪽으로 눈 주위의 뼈가 엷게 함몰된 위치에 있다. 만성 피로나 두통의 급소로도 알려져 있다.

사백(四白)……동공 바로 아래로, 아랫 눈썹에서 손가락 폭 1개 정도 내려간 곳.

얼굴의 급소는 가운데손가락 배쪽으로 상처가 나지 않도록 3회 정도 누른다.

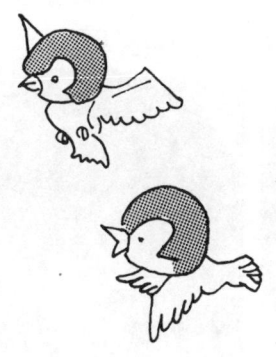

미백용 팩을 사용해서는 안된다. 눈 주위의 급소는 눈의 피로에도 효과가 있다.

●눈가를 생생하게 하는 급소 지압●

찬죽 누르는 법

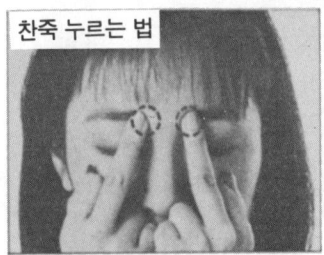

가운데손가락으로 뼈의 오목한 곳을 다소 위쪽을 향해 누른다.

정명 찾는 법

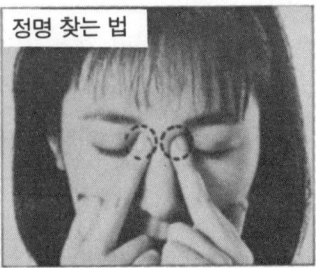

눈을 감고 약간 위쪽을 향해 누른다.

등의 급소 찾는 법

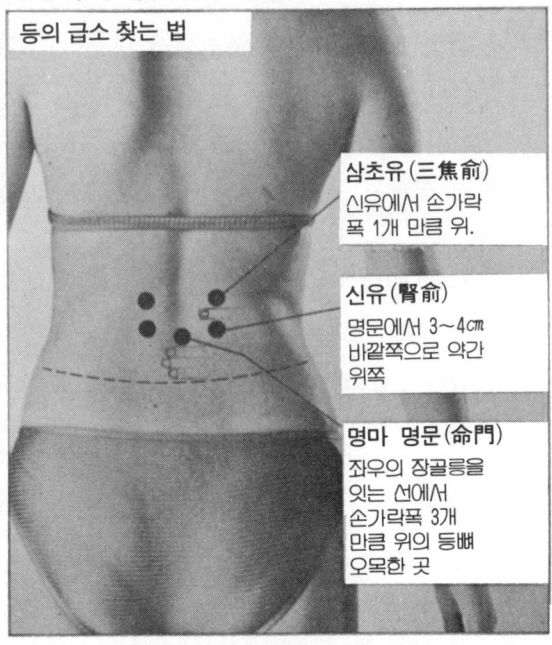

삼초유(三焦俞)
신유에서 손가락 폭 1개 만큼 위.

신유(腎俞)
명문에서 3~4㎝ 바깥쪽으로 약간 위쪽

명마 명문(命門)
좌우의 장골릉을 잇는 선에서 손가락폭 3개 만큼 위의 등뼈 오목한 곳

동자료 누르는 법

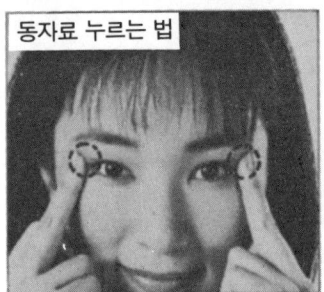

뼈 오목한 곳을 수직으로 누른다.

사백 누르는 법

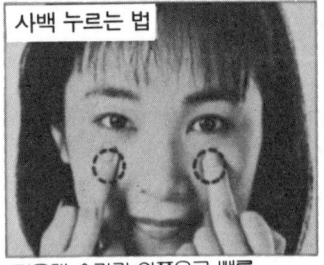

가운데 손가락 안쪽으로 뼈를 누르듯이 지압한다.

얼굴의 급소 찾는 법

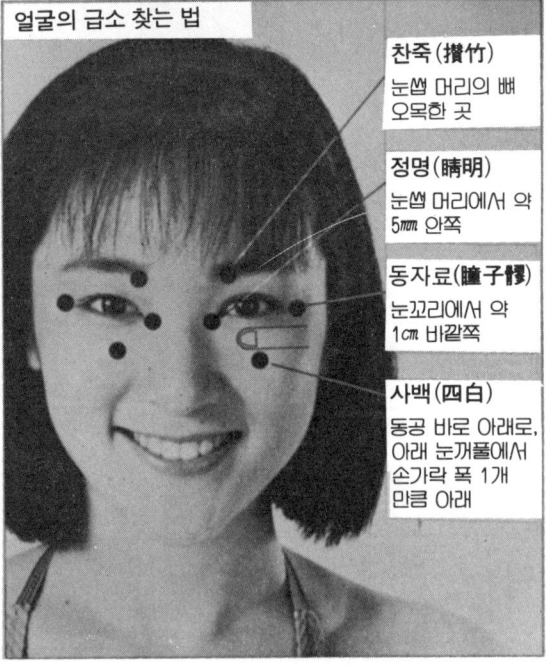

찬죽(攢竹)
눈썹 머리의 뼈 오목한 곳

정명(睛明)
눈썹 머리에서 약 5㎜ 안쪽

동자료(瞳子髎)
눈꼬리에서 약 1㎝ 바깥쪽

사백(四白)
동공 바로 아래로, 아래 눈꺼풀에서 손가락 폭 1개 만큼 아래

6 증상별·당신의 피부 트러블 해소법

두껍고 딱딱해진 피부에 촉촉함을 준다

젊은 사람에게는 적고 중년을 넘은 사람에게 많은 것이 피부가 두껍고 거친 고민이다.

피부는 노화함에 따라 표면을 덮고 있는 각질층이 두꺼워지고 투명감을 잃는다. 또 수분도 감소하여 피부의 유연성(柔軟性)이 저하된다. 이런 몇 가지 원인이 겹쳐 두껍고 거친 피부가 생기는 것이 아닐까 생각되고 있다. 또 자외선을 받을 기회가 많으면 피부의 방어 기구가 강하게 작용하여 한층 각질층을 두껍게 하는 원인이 된다.

즉, 노화 현상과 관계가 있으므로 젊어서부터 피부 손질을 잘해 두는 것이 무엇보다도 중요하다.

그러기 위해서는 우선 수분을 유지하는 것이 중요하다. 유연화장수는 수분을 보급하는 것과 함께 일시적으로 피부를 부드럽게 하는 작용이 있다. 또한 보습 효과가 높은 크림을 사용하여 피부의 촉촉함을 유지한다.

오래된 각질층을 처리하는 팩, 신진대사를 촉진하는 마사지도 잊어서는 안된다. 마사지는 하루 건너 하는 정도로 행하면 좋을 것이다. 단, 간지러움과 저림 등의 이상이 나타나는 경우에는 중지한다.

메이크업은 크림 타입이나 리퀴드 타입의 화운데이션을 사용하도록 하자. 가루 상태의 파우더나 프레스트 파우더를 지나치게 사용하면 수분을 흡수하여 피부를 건조하게 만드니 주의한다. 또 냉난방이나 햇볕, 한풍에 직접 피부를 내놓지 않도록 하자.

급소 지압법

대추(大椎), 거궐(巨闕), 맹유(肓兪)로 소화기의 작용을 정비하고, 합곡(合谷)으로 해독 작용을 구한다.

대추(大椎)……목 뿌리에 있는 큰뼈(경추) 아래의 오목한 곳에 해당한다. 양손의 가운데손가락도 지압한다.

삼초유(三焦兪)……p67 참조

합곡(合谷)……엄지와 집게손가락 사이에 있는 급소로, 손가락으로 누르면 팔에 통증이 전해진다.

거궐(巨闕)……흉골 하단에서 약 4cm 아래. 좌우의 가운데손가락으로 지압한다.

맹유(肓兪)……배꼽에서부터 약 1cm 바깥쪽. 복부의 급소를 지압하는 경우에는 누워서 무릎을 세우고 실시하면 복근의 긴장이 완화되어 지압하기 쉽다.

모든 급소는 3~5회 숨을 들이마시면서 3초 누르고, 1초 숨을 쉬는 리듬으로 지압한다.

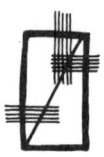

화장수 등으로 피부의 촉촉함을 유지하고, 자외선을 피하고 급소 자극으로 신진대사를 촉진.

●싱싱하고 아름다운 피부를 유지하는 지압법 ●

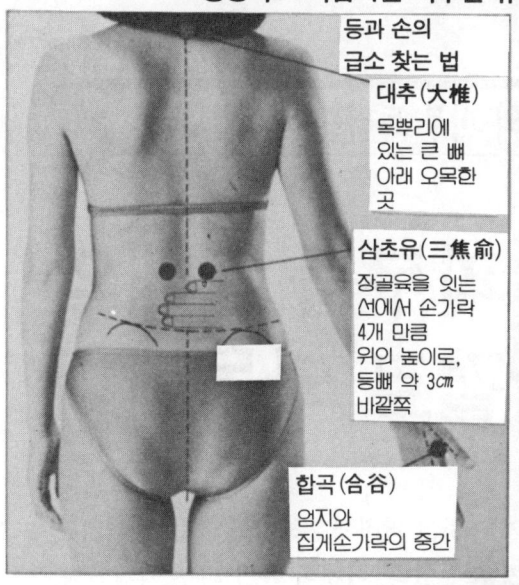

등과 손의
급소 찾는 법

대추(大椎)
목뿌리에
있는 큰 뼈
아래 오목한
곳

삼초유(三焦俞)
장골육을 잇는
선에서 손가락
4개 만큼
위의 높이로,
등뼈 약 3㎝
바깥쪽

합곡(合谷)
엄지와
집게손가락의 중간

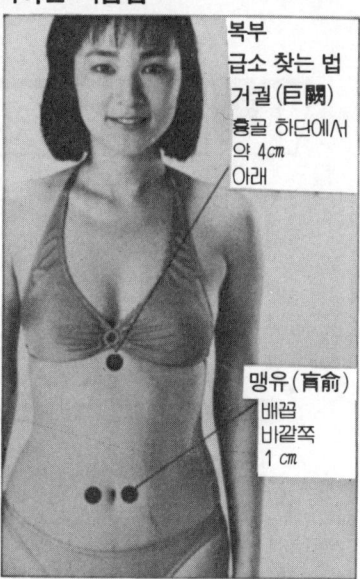

복부
급소 찾는 법

거궐(巨闕)
흉골 하단에서
약 4㎝
아래

맹유(肓俞)
배꼽
바깥쪽
1㎝

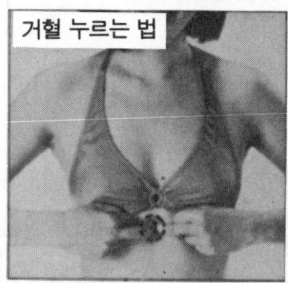

거혈 누르는 법

양손의 엄지손가락을 세워 누른다.

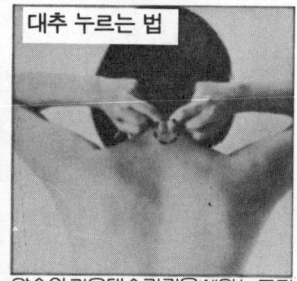

대추 누르는 법

양손의 가운데손가락을 세워 누른다.

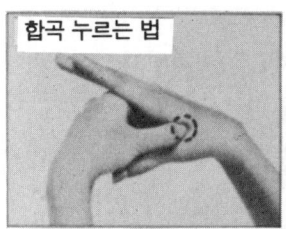

합곡 누르는 법

엄지와 집게손가락으로 급소를
끼우고 엄지로 집게손가락
방향으로 누른다.

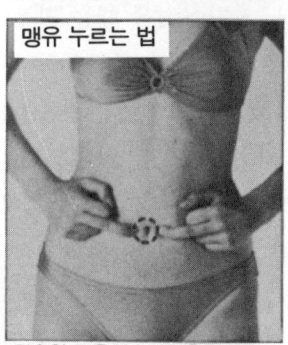

맹유 누르는 법

양손의 가운데손가락으로
강하게 누른다. 누워서 하거나
무릎을 세우고 누르면 힘이
잘 든다.

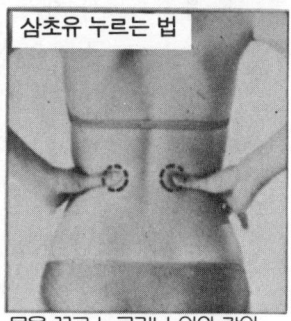

삼초유 누르는 법

몸을 꼬고 누르거나 이와 같이
허리를 잡듯이 하여 엄지로
눌러도 좋다.

거칠어진 피부를 본래의
싱싱한 살결로 되돌린다

겨울이 되면 피부가 당기기도 하고 거칠거칠하기도 하며, 심해지면 흰 가루를 뿌린 듯이 되는 경우가 있다. 이것이 속칭 피부 거침인데, 가장 큰 원인은 수분 부족이다.

화장품에 의한 습진, 알레르기는 여기에서 말하는 피부 거침 상태에 들지 않으므로 주의한다.

거친 피부를 예방하고 또 치료하기 위해 가장 중요한 것은 역시 수분 보급이다. 평소에 탈지력이 약한 세안료로 더러움을 깨끗이 제거하고 보습성이 높은 크림이나 화장수를 사용하여 피부에 촉촉함을 유지하도록 하자. 단, 거칠어졌을 때는 피부가 민감해지고 자극에 약해지므로 손질은 신중하게 해야 한다.

거친 피부의 정도가 심한 경우에는 2~3일 세안료를 중지하고 미지근한 물로 씻기만 하자. 또 기초 화장품도 마일드한 것을 선택하고 수렴 작용이나 청량감이 강한 것, 향료가 강한 것은 피한다.

또 마사지나 팩을 중지하고 유액(乳液) 등을 얼굴에 바를 때도 피부를 강하게 비비지 않도록 주의한다. 얼굴 솔도 피한다.

그리고 화장수, 유액, 크림 등 보습성이 높은 제품을 발라 피부에 촉촉함이 되돌아 오기를 기다리자.

급소 지압법

신유(腎兪), 명문(命門), 삼초유(三焦兪)로 호르몬 작용을 활발하게 하고, 중완(中脘)으로 위(胃)의 상태를 정돈한다. 양지(陽池)와 태계(太谿)는 특히 여성 호르몬 분비를 촉진하고 보조혈(補助穴)로 골반내의 혈액순환을 좋게 한다고 일컬어지고 있다.

폐유(肺兪)······견갑골 위 각의 높이로 등 바깥쪽 3cm. 폐유는 호흡기의 작용을 높일 뿐만 아니라 동양의학에서는 피부에 관계되는 중요한 급소라고 여겨지고 있다.

삼초유(三焦兪)······p67 참조.

신유(腎兪)······p67 참조.

명문(命門)······p67 참조.

중완(中脘)······배꼽에서 약 8cm 위의 급소. 소화기의 작용을 높이는 작용이 있다. 복부는 지방이 두꺼우므로 복근을 릴렉스시켜 다소 강하게 누른다.

손의 삼리(三里)······팔의 엄지쪽 근육 위로, 팔꿈치 안쪽 주름에서 약 4cm 아래. 누르면 손 끝까지 울리는 강한 통증이 있다.

양지(陽池)······태계와 함께 내장의 기능을 정돈한다.

태계(太谿)······p67 참조.

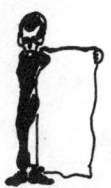

피부가 거칠어지면 미지근한 물로 씻고 마사지, 팩, 자극이 강한 화장품은 중지.

●거친 피부를 치료하는 급소 지압 ●

복부의 급소 찾는 법

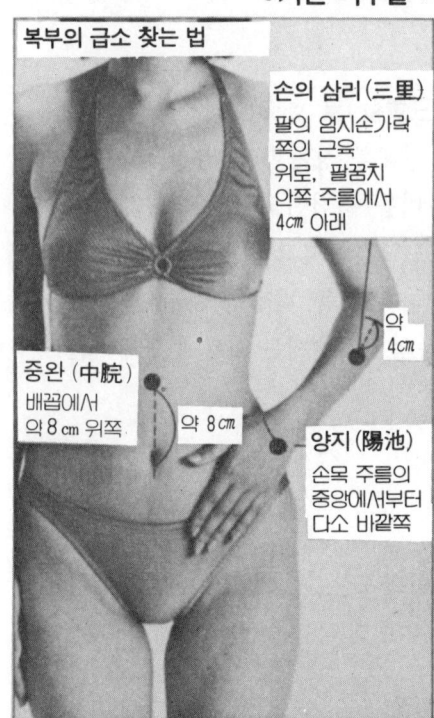

손의 삼리 (三里)
팔의 엄지손가락
쪽의 근육
위로, 팔꿈치
안쪽 주름에서
4cm 아래

약 4cm

중완 (中脘)
배꼽에서
약 8 cm 위쪽

약 8cm

양지 (陽池)
손목 주름의
중앙에서부터
다소 바깥쪽

등의 급소 찾는 법

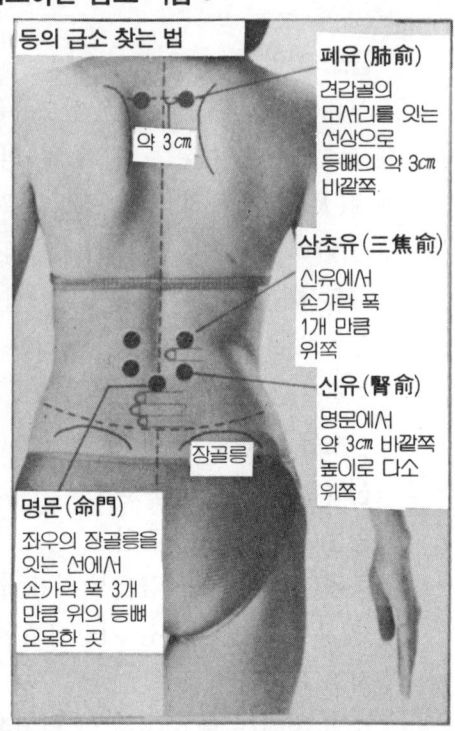

약 3cm

폐유 (肺俞)
견갑골의
모서리를 잇는
선상으로
등뼈의 약 3cm
바깥쪽

삼초유 (三焦俞)
신유에서
손가락 폭
1개 만큼
위쪽

신유 (腎俞)
명문에서
약 3cm 바깥쪽
높이로 다소
위쪽

장골릉

명문 (命門)
좌우의 장골릉을
잇는 선에서
손가락 폭 3개
만큼 위의 등뼈
오목한 곳

손의 삼리 누르는 법

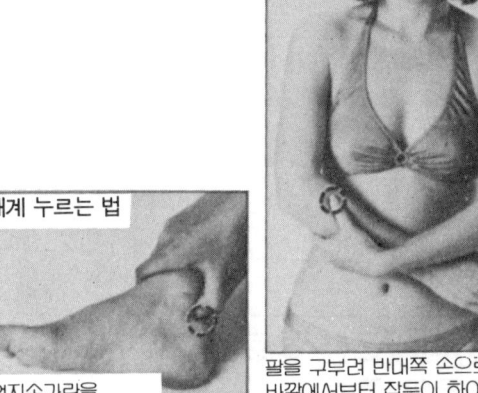

팔을 구부려 반대쪽 손으로
바깥에서부터 잡듯이 하여
급소를 지압한다.
반대쪽도 마찬가지로

발의 급소 찾는 법

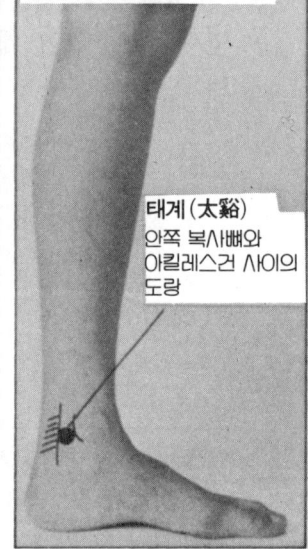

태계 (太谿)
안쪽 복사뼈와
아킬레스건 사이의
도랑

태계 누르는 법

엄지손가락을
끼워 누른다.

8 증상별 · 당신의 피부 트러블 해소법

결이 거친 피부를
수축시킨다

피부결은 무엇에 의해 정해지는가. 첫째로는 털구멍의 크기를 들수 있다. 피부를 현미경으로 보면 언덕과 같이 올라온 부분과 그 주위를 달리는 도랑이 있다. 이 언덕과 도랑이 작고 리드미컬하게 연결되어 있을수록 피부결이 곱다.

이런 피부결은 태어나면서부터 타고나는 것인데, 나이와 함께 거칠어진다. 피부의 손질은 노화에 의해 피부결이 거칠어지는 것을 예방하기 위해서이다.

특히 지성인 사람은 털구멍이 본래 크므로 나이와 함께 피부에 탄력이 없어지며 한층 털구멍이 눈에 띄게 되고, 피부결이 거칠어진다. 그렇게 되기 전에 피지(皮脂)의 양을 컨트롤하여 피부를 싱싱하게 유지하자.

지성 피부인 사람은 세정력이 높은 세안료나 과립이 든 크린싱 크림을 사용하여 여분의 기름기를 제거한다. 여드름이 염증을 일으키면 털구멍이 더욱 커지므로 피부를 청결하게 유지한다.

세안 후에 수렴 화장수를 사용하면 일시적으로 털구멍이나 땀 출구가 조여져 여분의 피지 분비를 억제하는 작용이 있다. 또 털구멍 속에 쌓인 더러움을 제거하기 위해서는 1주일에 1~2회, 팩을 하는 것이 좋을 것이다. 이외에 목욕한 뒤에는 찬물로 패팅을 하고 수렴 화장수로 마스크를 하는 것도 좋다.

　이런 적절한 손질을 계속하고 있으면 그만큼 피부결은 달라져 간다.

　또 자외선을 피하여 피부가 건조해지는 것을 방지하는 일도 잊지 말도록.

급소 지압법

　대추(大椎)는 등을 달리는 6개의 경로(經路) 모이는 곳으로, 위장의 작용을 높이고 신경의 초조함을 안정시킨다. 여기에서는 호르몬의 균형을 정돈하고 피지 분비를 조정하는 목적으로 지압한다.

　대추(大椎)……목 뿌리에 있는 급소. 가운데손가락으로 누른다.

　삼초유(三焦兪)……허리의 급소이다.

　신유(腎兪)……삼초유 아래에 있는 급소이다.

　거궐(巨闕)……명치의 급소. 양손의 가운데손가락으로 지압한다.

　곡지(曲池)……팔꿈치를 구부렸을 때, 생기는 주름의 전단에 해당한다. 팔을 구부린 채 반대 손의 엄지로 뼈 방향으로 꾹 누른다.

　합곡(合谷)……엄지와 집게손가락 사이에 있는 급소.

　각각의 급소를 각 3~5회씩 지압한다.

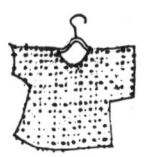

세안으로 여분의 피지를 제거하고 수렴 화장수나 물 패팅으로 피부를 수축시킨다.

●고운 피부결을 유지하는 스킨 케어와 지압 ●

등의 급소 찾는 법

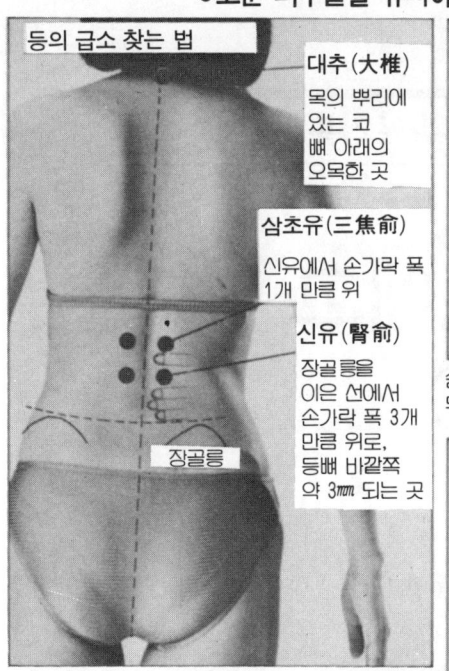

대추 (大椎)
목의 뿌리에 있는 코 뼈 아래의 오목한 곳

삼초유 (三焦俞)
신유에서 손가락 폭 1개 만큼 위

신유 (腎俞)
장골릉을 이은 선에서 손가락 폭 3개 만큼 위로, 등뼈 바깥쪽 약 3㎜ 되는 곳

장골릉

패팅 방법

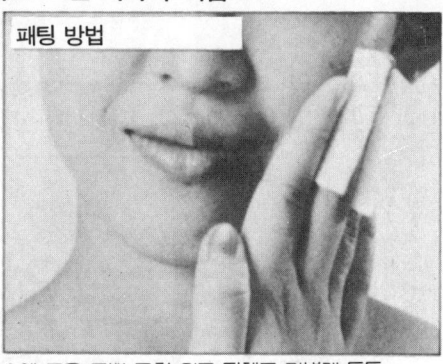

솜에 물을 듬뿍 묻혀 얼굴 전체를 가볍게 톡톡 두드린다.

수렴 화장수 마스크

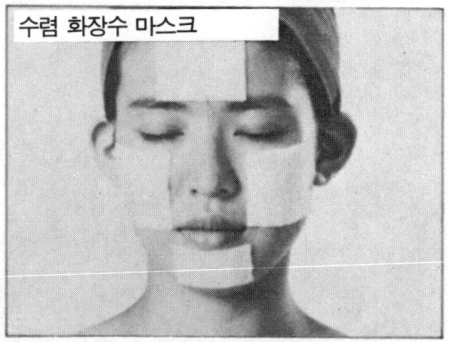

솜에 수렴 화장수를 묻혀 이마, 볼, 코, 턱 등에 2~3분 얹어 둔다.

가슴과 손의 급소 찾는 법

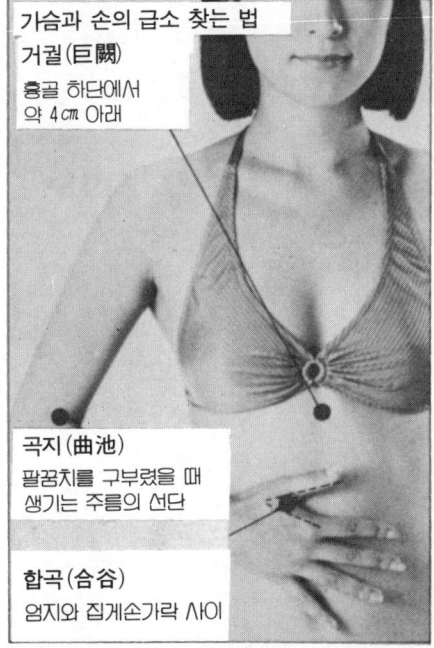

거궐 (巨闕)
흉골 하단에서 약 4㎝ 아래

곡지 (曲池)
팔꿈치를 구부렸을 때 생기는 주름의 선단

합곡 (合谷)
엄지와 집게손가락 사이

곡지 (曲池) 누르는 법

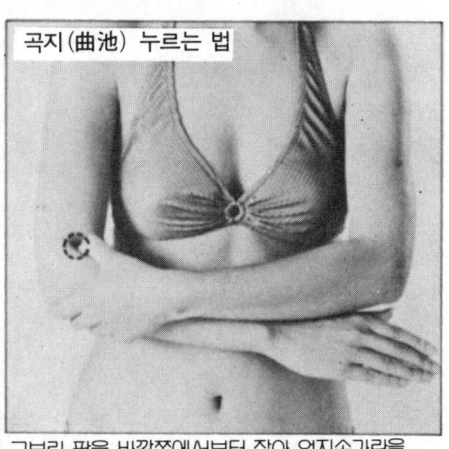

구부린 팔을 바깥쪽에서부터 잡아 엄지손가락을 세워 아래를 향해 누른다.

이중턱을 없애고 입가를 탄력있게 ①

나이를 먹음에 따라 얼굴 윤곽도 점점 샤프함을 잃고 둥글둥글해지는데 그때 신경 쓰이는 것이 이중턱이다. 이중턱이라고 하면 곧 비만을 생각하지만, 원인은 그것 뿐만이 아니다.

나이를 먹음에 따라 피부의 탄력이 저하되는 것과 동시에 피부를 지탱하는 근육의 힘이 떨어져 그것이 피부가 처지는 형태로 나타나는 것이다. 피하지방(皮下脂肪)이 두꺼운 사람일수록 이 경향이 큰데, 마른 사람도 이중턱이 되는 경우가 있으므로 주의한다.

비만을 해소하는 것과 함께 근육을 단련하여 젊을 때부터 이중턱을 방지하자.

턱 마사지

얼굴을 마사지할 때, 턱과 목의 경계도 마사지 크림을 펴고 이중턱을 방지하는 마사지를 한다.

① 집게와 가운데손가락를 벌려 그 사이에 턱뼈를 끼운다.

② 오른손으로 왼쪽 귀에서부터 턱 중앙까지 마사지한다.

③ 마찬가지로 왼손으로 오른쪽 귀에서 턱 중앙까지 마사지한다.

이것을 번갈아 6회 반복한다.

보통 화장수나 크림을 바를 때도 얼굴 중앙에서부터 바깥쪽으로 펴도록 한다.

메이크업을 할 때는 턱 부분에 짙은 색 파운데이션을 바르면 턱이 탄력 있게 보인다.

조깅이나 테니스 등의 전신 운동을 하는 것도 중요하다.

급소 지압법

후두부의 급소는 얼굴의 혈액순환을 좋게 하고 신경의 작용을 정돈하여 입 주변의 급소로, 늘어진 근육을 자극한다.

천주(天柱)……후두부의 급소.

풍지(風池)……p73 참조.

완골(完骨)……p73 참조.

후두부의 급소는 머리를 뒤로 젖히면서 엄지로 지압.

수구(水溝)……코 아래 도랑 중앙에 있는 급소. 가운데손가락으로 기분 좋을 정도로 누른다.

지창(地倉)……구각에서 약 5mm 바깥쪽.

승장(承漿)……아래 입술과 턱 밑 사이의 오목한 중앙에 위치.

협차(頰車)……턱 모서리에서 1cm 정도 얼굴의 중앙 오목한 곳. 얼굴 양쪽에서 가운데손가락으로 누른다.

턱에서부터 힘을 빼어 릴렉스시키는 것이 요령이다.

대영(大迎)……턱 모서리에서 약 3cm 얼굴쪽의 턱 오목한 곳. 오목한 곳에 손가락을 대고 3초 정도 3회 누른다.

크림을 펴고 마사지를 실시하며, 입 주위의 급소로 늘어진 턱을 수축시킨다.

●입가를 탄력있게 하는 지압과 메이크업 ●

후두부와 급소 찾는 법

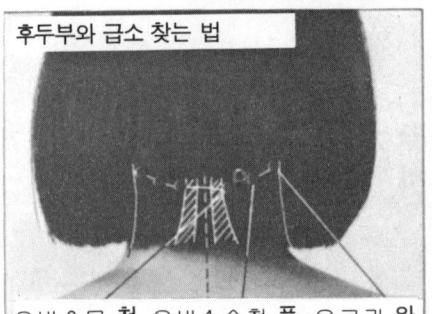

완골 (完骨)
귀 뒤에 있는
굵은 뼈 안쪽
오목한 곳

천주 (天柱)
천주에서
손가락 폭
1개 만큼
바깥쪽
오목한 곳

풍지 (風池)
천주에서
손가락 폭
2개의 그윽
바깥쪽에 있는
오목한 곳

목의 굵은
2개의 그윽
바깥쪽에 있는
오목한 곳

턱을 수축시키는 마사지

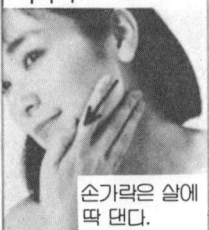

손가락은 살에 딱 댄다.

가운데손가락과 집게 손가락으로 턱을 끼워 귀 아래에서 턱을 향해 번갈아 6회 마사지

턱을 탄력있게 보이게 하는 메이크업

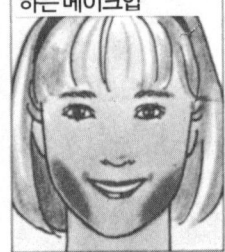

붉은색 부분에 짙은 화운데이션을 바른다. 경계를 잘 마무리하면 다소 색이 짙어도 괜찮을 것이다.

후두부 급소 누르는 법

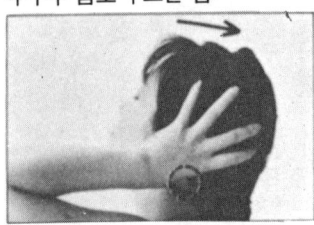

머리를 뒤로 숙이면서 급소를 엄지로 누른다.

얼굴의 급소 찾는 법

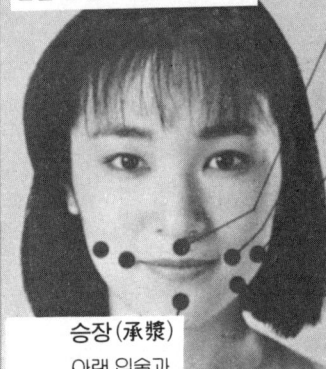

수강 (水溝)
코 아래
도랑 중앙

지창 (地倉)
구각에서 약
5㎜ 바깥쪽

협차 (頰車)
턱 모서리에서
약간 안쪽으로
향한 곳

대영 (大迎)
턱 모서리에서
약 3㎝ 전방에
있는 턱뼈의
오목한 곳

승장 (承漿)
아랫 입술과
턱 중앙

대영 누르는 법

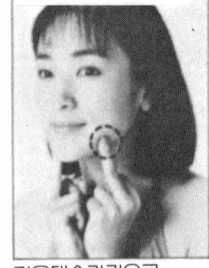

가운데손가락으로 오목한 곳을 누른다. 협차도 마찬가지로

승장 누르는 법

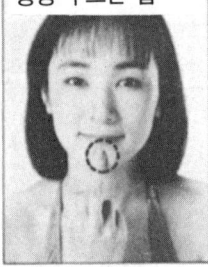

가운데손가락을 수직으로 각 급소 모두 3회 지압한다.

지창 누르는 법

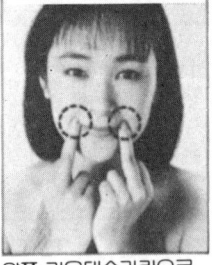

양쪽 가운데손가락으로 다소 구각을 들어올리는 느낌으로 지압한다.

수감 누르는 법

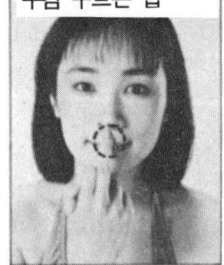

가운데손가락으로 누른다.

이중턱을 없애고 입가를 탄력있게 ②

이중턱을 방지하는 또 한 가지 방법은 입가에서부터 턱의 근육을 잘 움직이는 것이다. 식사나 말을 할 때, 입이나 턱 근육을 자주 사용되고 있는 것 같지만 약간의 근육이 움직일 뿐이다. 자연에 맡겨 두면 드디어 근육이 노화에 의해 약해지고 피하 지방 때문에 이중턱을 만들게 된다.

이런 근육 쇠약을 방지하기 위해 몸을 움직이는 것과 마찬가지로 입가의 근육을 움직이는 것도 중요하다. 금방 효과가 나타나는 것은 아니지만 매일 계속할 동안 큰 차이가 난다.

목욕 중에 욕조 속에서 하거나 목욕 후에 행하는 것이 한층 더 효과적이다.

턱을 산뜻하게 하는 표정운동

입 주위에는 입을 둘러싸고 있는 구윤근(口輪筋), 아랫 입술에 하순하제근(下脣下制筋)이 있고, 각각 입술을 벌리거나 내미는 운동, 구각(口角)을 내리는 움직임 등을 담당하고 있다. 또 턱에는 아래 턱근, 아래턱 횡근(橫筋)이 중요하다. 체조는 이들 근육에 턱을 움직이는 측두근이나 이를 오므릴 때 사용하는 교근(咬筋)을 단련하는 것을 목적으로 한다.

① 큰소리를 지르는 느낌으로 크게 입을 벌린다. 측두근의 운동이다.

② 다음에는 하순하제근의 운동이다. 입을 '이'의 형으로 하여 아랫입술만을 바깥쪽 아래 방향으로 당긴다.

③ 이번에는 '우'의 형으로 입을 움직인다. 평소에 '우'를 하는 것보다 가능한 입술을 강하게 내밀도록 한다. 또 가볍게 이를 맞물고 입술만을 벌리거나 닫았다 하는 것도 구윤근(口輪筋)에 좋은 운동이다.

④ 이를 꽉 문다. 손으로 만지면 턱 모서리 근육이 쓱 올라오는 것을 알 수 있을 것이다. 교근이 단련된다.

⑤ 다음에는 다소 어려울지도 모르지만 익숙해지면 간단하다. 구각을 아래로 내려 입술과 아랫턱에 조금 힘을 넣고 소위 '매기 입'을 만든다. 아랫턱에 오목한 부분이 생기면 성공이다. 이것은 아랫턱근의 운동이 된다.

⑥ 마지막으로는 턱을 당겨 이중턱을 만든다. 목을 앞으로 숙이는 것이 아니고 머리 위치는 그대로 두고 턱만을 목쪽으로 당기는 것이 요령이다. 횡근이 단련된다.

이상의 체조는 거울을 보고 표정을 연구하면서 행하면 좋을 것이다. 체조는 원코스를 2~3회 반복한다.

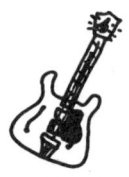

**거울을 보면서 입과 턱의 근육을 움직여 근육
노화를 방지하고 혈액순환을 좋게 한다.**

●이중턱을 예방하는 표정 체조 ●

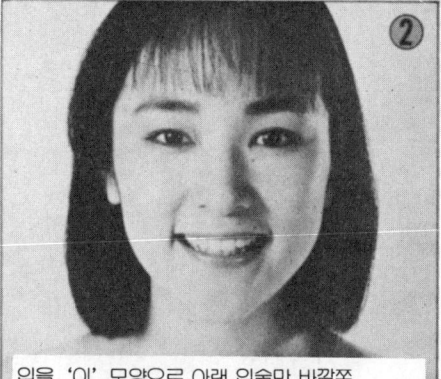

이를 꽉 깨문다.

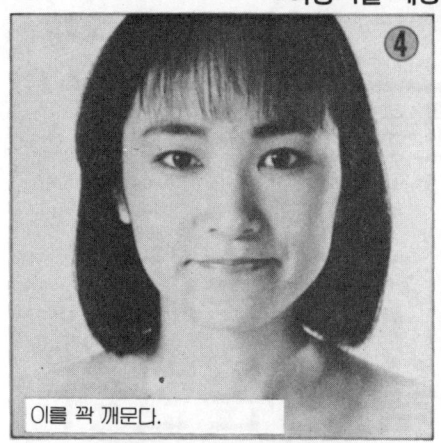

큰 소리를 지르는 느낌으로 입을 벌린다.

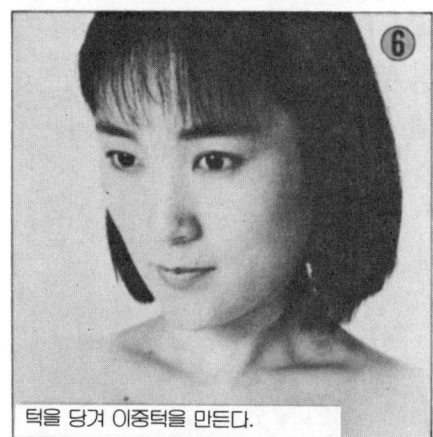

구각을 아래로 내려 아랫턱에 힘을 주고 '메기 턱'을 만든다.

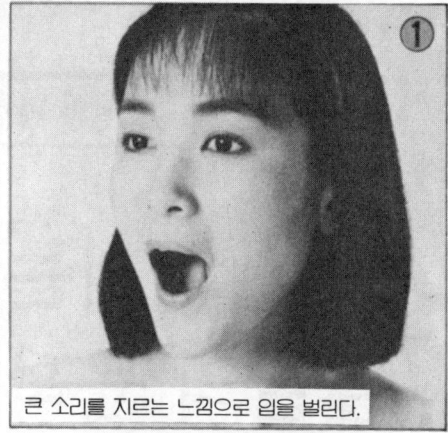

입을 '이' 모양으로 아랫 입술만 바깥쪽 아래로 당긴다.

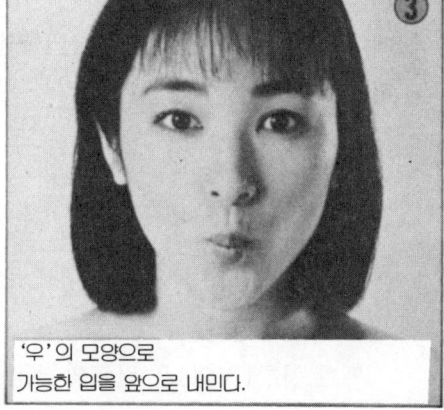

턱을 당겨 이중턱을 만든다.

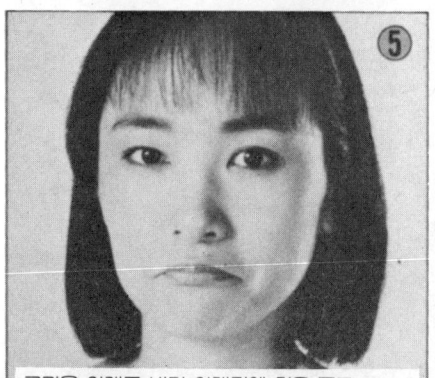

'우'의 모양으로 가능한 입을 앞으로 내민다.

뺨이 처지는 것을 막고 얼굴의 윤곽을 정돈한다

근육의 쇠약이나 피부의 탄력성 저하에 의해 나타나는 것은 이중턱 뿐만이 아니다. 비교적 지방층이 두꺼운 뺨도 느슨하게 처지기 쉬운 부분이다.

피부 손질을 바르게 행하여 근육의 쇠약을 방지하는 것과 함께 마사지와 운동을 계속하는 것이 느슨함을 방지하는 대책의 기본이 다.

메이크업은 뺨뼈 중앙에서부터 관자놀이에 걸쳐 볼터치를 하여 부드러운 분위기를 내도록 한다. 또 아랫 눈썹이나 눈 아래, 눈 꼬리, 입 모서리 등 얼굴 전체에 처짐이 나타나므로 당겨올리는 듯한 메이크업을 한다. 눈은 윗 눈꺼풀에는 눈꼬리를 올리듯 가늘게 아이라인을 그리며, 아래도 눈꼬리를 향해 약간 아이라인을 그린다. 입술도 윤곽을 선명하게 그리고 입 모서리를 다소 올리면 좋다.

급소 지압법

뺨의 급소로 처진 근육을 자극하고 후두부의 급소로 얼굴의 혈액순환을 촉진시킨다.

목의 천창(天窓)은 림프의 흐름을 개선하기 위한 급소.

천주(天柱)······후두부 급소.

풍지(風池)······후두부의 급소.

천창(天窓)······목의 급소. 머리를 좌우로 움직이면 귀 뒤로 달리는 굵은 근육 (흉쇄유돌근 ; 胸鎖乳突筋)이 나타난다. 이 근육의 앞 오목한 곳으로 박동이 보이는 바로 턱 모서리의 아래가 급소이다. 많은 신경이 지나는 곳이며, 안정시키는 작용이 있다. 누를 때는 목을 잡듯이 하여 엄지를 급소에 대고 천천히 지압한다. 너무 강하게 눌러서는 안된다.

하관(下關)······뺨 뼈 아래 오목한 곳으로, 입을 벌리면 뼈가 융기(隆起)한다. 귀에서 3~4cm 얼굴쪽에 있다.

가볍게 상하의 이를 벌리고 지압하면 근육의 긴장이 풀어진다.

협차(頰車)······턱 모서리 오목한 곳. 아랫턱에 울리는 압통이 있다.

거료(巨髎)······소비(小鼻)의 협(脇) 오목한 곳에서 약 1cm 바깥쪽. 양쪽 가운데손가락으로 위로 누르면 날카로운 통증이 달린다.

뺨을 수축시키는 얼굴 운동

뺨에는 소협골근(小頰骨筋), 대협골근(大頰骨筋), 소근(笑筋) 등의 근육이 달리고 있다. 이 근육을 움직여 단련하는 표정 운동이다.

① 소협골근의 운동. 구각(口角)을 마음껏 당겨 내린다.

② 입술을 닫고 구각을 뒤로 당긴다. 소근의 운동이다.

③ 마지막으로 크게 웃는다. 대협골근의 운동이다.

메이크업은 눈꼬리나 구각을 올리는 느낌으로. 표정운동을 하여 뺨 근육을 충분히 움직인다.

●볼의 탄력을 되찾는 운동과 메이크업 ●

얼굴의 급소(측면) 찾는 법

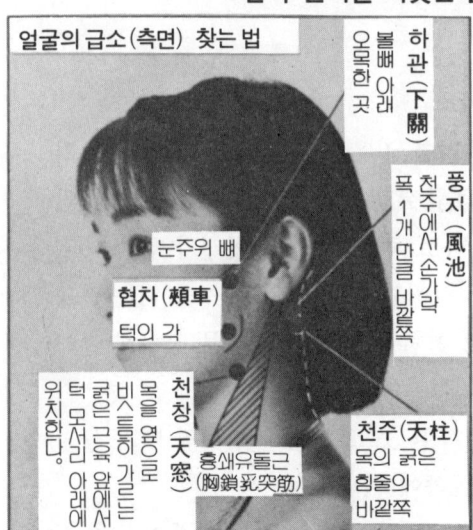

하관(下關)
볼뼈 아래
오목한 곳

풍지(風池)
천주에서 손가락
폭 1개 만큼 바깥쪽

눈주위 뼈

협차(頰車)
턱의 각

천창(天窓)
목을 옆으로
비스듬히 기울는
굵은 근육 앞에서
턱 모서리 아래에
위치한다.

천주(天柱)
목의 굵은
힘줄의
바깥쪽

흉쇄유돌근
(胸鎖乳突筋)

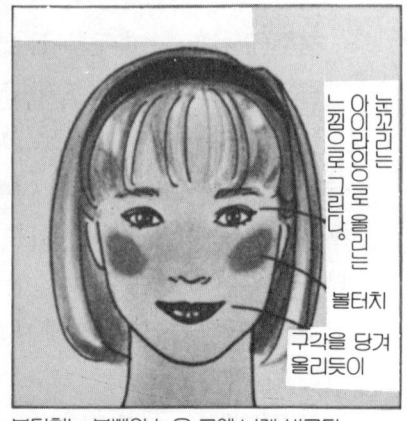

눈꼬리는
아이라인으로 올리는
느낌으로 그린다.

볼터치

구각을 당겨
올리듯이

볼터치는 볼뼈의 높은 곳에 넓게 바른다.
눈이나 입술은 윤곽을 분명히 그리고 눈썹,
눈꼬리, 구각을 올리듯이 그려준다.

거료 누르는 법

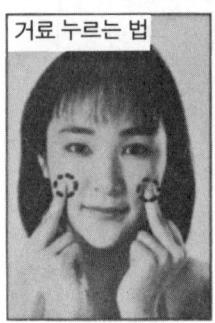

가운데손가락으로
아래에서 위를 향해
누르듯이 한다.

하관 누르는 법

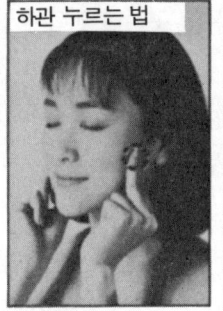

가운데손가락의
안쪽으로 오목한 곳을
누른다.

얼굴의 급소(정면) 찾는 법

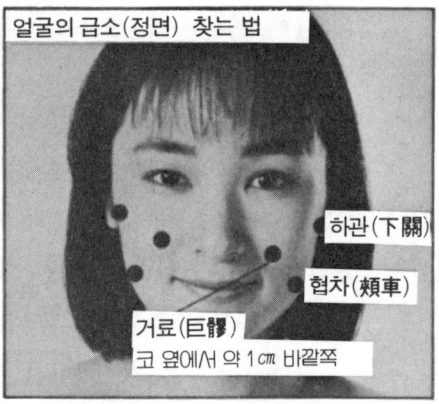

하관(下關)

협차(頰車)

거료(巨髎)
코 옆에서 약 1㎝ 바깥쪽

얼굴 표정 운동

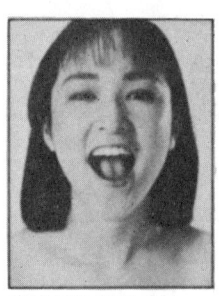

입을 크게 벌려 크게
웃는 듯이 한다.

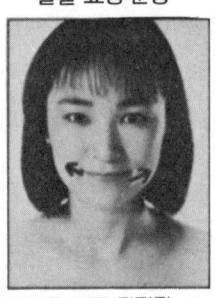

구각을 뒤로 당긴다.

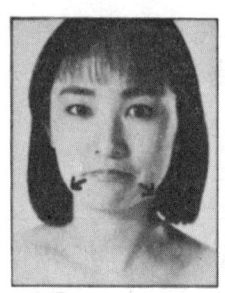

구각을
마음껏 내린다.

천창 누르는 법

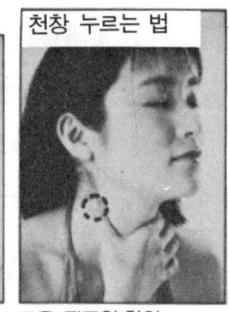

목을 잡듯이 하여
엄지로 천천히 누른다.

목의 주름을 방지한다

메이크업으로는 감출 수가 없는 것이 목의 주름이다. 때문에 목은 가장 나이를 잘 나타내는 곳이라고 일컬어지고 있다.

목의 주름을 조금이라도 방지하기 위해서는 평소의 손질이 중요하다. 그러나 의외로 목 손질을 잊고 있는 사람이 많은 것 같다.

얼굴에 하는 화장수나 유액의 나머지는 반드시 목에까지 바르도록 하자.

마사지도 혈액순환을 촉진시키고 신진대사를 촉진시키기 위해 잊어서는 안된다.

마사지 크림을 바르고 목을 두 손으로 아래에서 위로 쓸어 올린다. 목 양쪽도 함께 마사지한다.

또 자외선은 노화를 촉진시킨다. '얼굴'은 주의해도 '목'을 잊는 경향이 있다. 특히 여름철의 해안, 겨울철의 설산(雪山)에서는 반사광에 의한 장해가 심하게 나타난다. 양산이나 모자, 썬스크린 등으로 '목'의 방어를 하자.

급소 지압법

목의 전면과 측면을 달리는 광경근(廣頸筋)을 따라 지압하고 혈액 순환을 촉진시키는 것과 동시에 림퍼 흐름을 좋게 하여 피부의 신진 대사를 촉진한다.

천주(天柱)……후두부의 급소.

풍지(風池)……p42 참조.

협차(頰車)……턱 모서리의 급소. p42 참조.

예풍(翳風)……귀 아래의 급소. 귀 바로 아래를 만지면서 입을 크게 벌리면 크게 오목해지는 부분이 있다. 이 오목한 곳이 예풍이다. 잘 울리는 급소이므로 천천히 누른다.

천창(天窓)……목 굵은 근육 앞에 있는 급소이다. 강하게 누르지 않도록 한다.

견정(肩井)……어깨의 급소이다. 목 뿌리에서부터 견선(肩先)을 잇는 선 중앙의 근육 가장자리에 해당한다. 어깨에 가볍게 손을 얹었을 때 가운데손가락이 닿는 장소이기도 하고 강하게 누르면 통증이 있다.

혈액순환을 좋게 하는 운동

혈액순환이 나빠지면 노화도 촉진된다.

운동을 하여 목을 움직이는 것은 혈액순환을 촉진시켜 산소나 영양을 보급하고 피부를 싱싱하게 하는 것으로 연관된다.

① 침대 등에 누워 머리를 끝에 내놓는다.

목이 단에 조금 걸리도록 하여 릴렉스시킨다.

② 천천히 머리를 들어 올리고 몸과 같은 정도로까지 가져 간다.

③ 마지막으로 가능한 곳까지 머리를 올렸다 천천히 원래의 자세로 되돌아간다.

몸에 이상이 있을 때 2 ~ 3회 실시한다.

마사지를 실시하는 것과 함께 지압을 하거나 체조를 명심하여 혈액순환을 촉진시킨다.

●목의 주름을 방지하는 마사지와 체조●

얼굴과 목의 급소 찾는 법

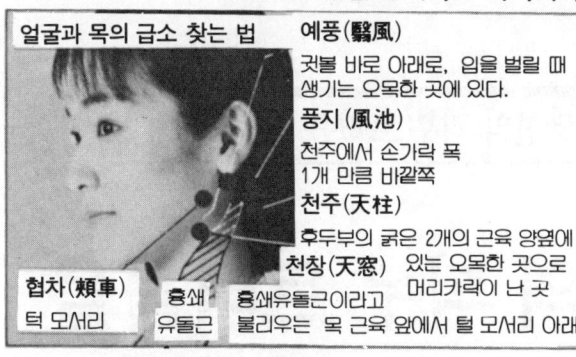

예풍(翳風)

귓볼 바로 아래로, 입을 벌릴 때 생기는 오목한 곳에 있다.

풍지(風池)

천주에서 손가락 폭 1개 만큼 바깥쪽

천주(天柱)

후두부의 굵은 2개의 근육 양옆에

천창(天窓) 있는 오목한 곳으로 머리카락이 난 곳

협차(頰車) 턱 모서리

흉쇄유돌근 흉쇄유돌근이라고 불리우는 목 근육 앞에서 털 모서리 아래

목의 마사지

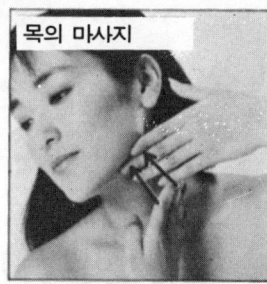

마사지 크림을 펴 좌우의 손가락 전체를 사용해서 아래에서 위로 비벼 올린다. 목의 정면과 좌우의 측면 3곳에 실시한다.

목 체조

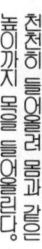
침대 끝에서 머리를 내놓고 어깨와 목의 힘을 뺀다.

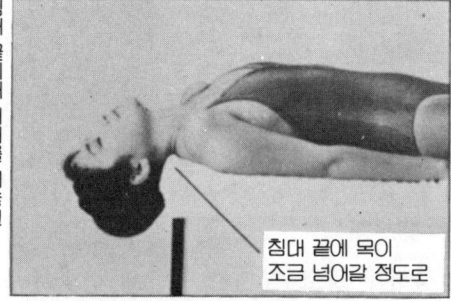

침대 끝에 목이 조금 넘어갈 정도로

어깨의 급소 찾는 법

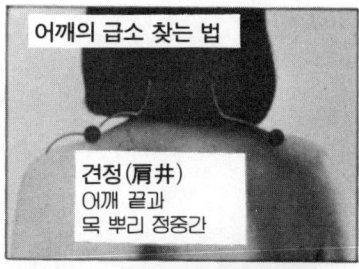

견정(肩井) 어깨 끝과 목 뿌리 정중간

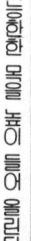
천천히 들어올려 목과 같이 높이까지 목을 들어올린다.

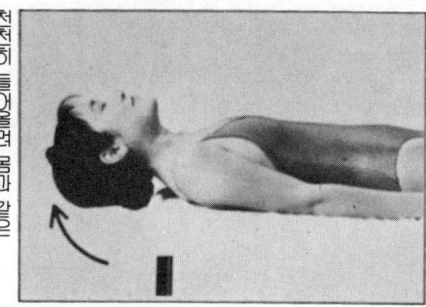

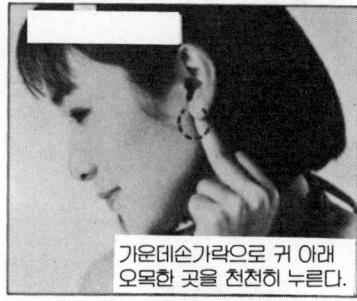

가운데손가락으로 귀 아래 오목한 곳을 천천히 누른다.

가능한 목을 높이 들어 올린다.

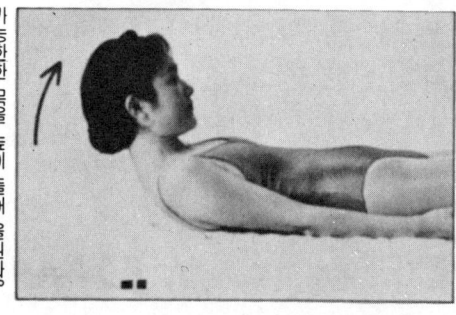

견정 누르는 법

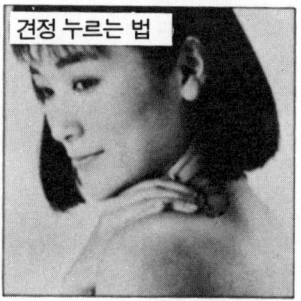

반대손의 가운데손가락으로 아래를 향해 수직으로 누른다.

13 증상별·당신의 피부 트러블 해소법

생리 때의 피부 트러블을 방지한다

생리 때는 호르몬의 밸런스가 변하기 때문에 습진이나 여드름이 생기기도 하고 부스럼 등 피부에도 여러 가지 트러블이 일어나기 쉽다.

이런 때는 생활 리듬을 일정하게 하고 필요한 영양을 섭취하며, 충분한 수면을 취하는 것이 중요하다. 또 정신적인 긴장감도 생리를 일정치 않게 한다. 이런 점에 주의한 뒤, 체조나 지압을 하면 생리를 순조롭게 하고 간접적으로 피부에도 좋은 영향을 줄 수 있다. 생리 때는 피부가 민감하므로 팩 등 자극이 강한 것은 피하고 급소 지압으로 몸의 균형을 정비하자.

급소 지압법
생리불순도 피부 트러블을 만드는 원인의 하나이다. 골반내(骨盤內)의 피를 제거하기 위해 허리 급소를 지압한다.

그리고 혈해(血海)나 삼음교(三陰交)를 가하는 것에 의해 자궁이나 난소의 기능을 높인다.

신유(腎兪)……허리 급소이다.

지실(志室)……신유의 바깥쪽 약 3cm 되는 곳에서 약간 아래에

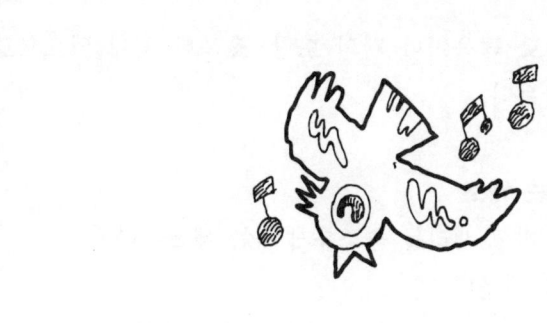

해당한다. 허리에 손을 대었을 때, 바로 엄지가 닿고 허리나 등의 통증, 생리통 때 쓰인다.

상료(上髎)……등 맨아래에 해당하는 선골의 양쪽에 있는 급소. 허리의 조금 아래. 허리 부위엔 2개의 뼈가 튀어나와 있는데 이 뼈를 잇는 선 보다 손가락의 폭 3개 만큼 아래로, 등뼈에서 손가락 폭 1개 만큼 바깥쪽에 해당한다. 손가락으로 만지면 선골(仙骨)의 둥글고 오목한 부분이 만져지는데 이 맨위의 오목한 곳이 상료이다.

차료(次髎)……상료에서 손가락 폭 1개 만큼 아래로, 약간 안쪽으로 향한 오목한 곳이다.

혈해(血海)……무릎 안쪽 급소. 무릎의 뚜껑에서 약 4cm 위의 근육 도랑. 무릎을 가볍게 세우고 앉아 무릎 뚜껑을 잡았을 때, 엄지가 닿는 곳으로 누르면 압통이 있다. 혈액이 뭉친 것을 제거하여 생리를 순조롭게 하는 작용이 있다.

삼음교(三陰交)……안쪽 복사뼈의 위 약 6cm 되는 곳으로 정강이뼈 안쪽 가장자리에 해당된다. 다른 말로 '여삼리(女三里)'라고도 불리우고 월경 폐지, 생리불순 등에는 빼놓을 수 없는 급소이다.

혈해와 마찬가지로 압통이 있다.

태충(太衝)······엄지발가락과 둘째발가락 사이에서 약 4cm 안쪽 오목한 곳.

급소는 일반적으로 근육이나 뼈의 도랑, 오목한 곳에 있으므로 그것을 기준으로 찾는다.

생리통을 완화하는 체조

생리통을 가볍게 하고 생리를 순조롭게 하는 체조이다.

① 누워서 무릎을 세운다.

② 두 손으로 발을 잡아 가슴으로 당긴다. 1,2,3으로 안고 4에서 원래 상태로 되돌아 간다.

이 외에 의자 등을 잡고 한쪽 발을 뒤로 드는 체조, 굴신 운동 등도 효과가 있다.

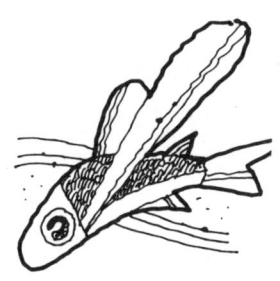

허리와 발의 지압이나 체조를 하여 생리를 순조 롭게 하며, 몸 안쪽에서 몸의 상태가 좋아지도록 한다.

●생리 때의 트러블을 해소하는 급소 지압 ●

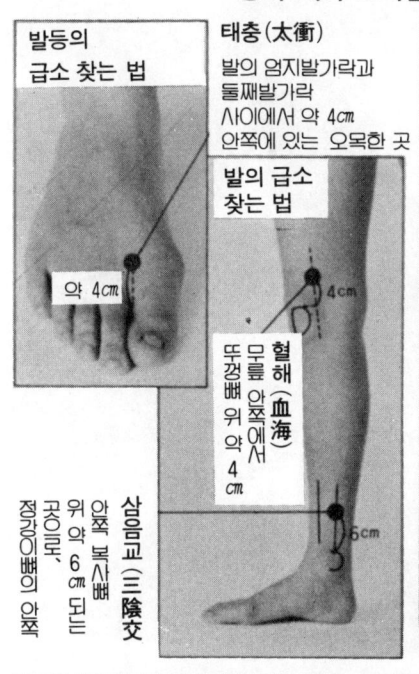

발등의 급소 찾는 법

약 4㎝

태충（太衝）
발의 엄지발가락과 둘째발가락 사이에서 약 4㎝ 안쪽에 있는 오목한 곳

발의 급소 찾는 법

4cm

혈해（血海） 무릎 안쪽 뚜껑뼈 위 약 4㎝

삼음교（三陰交） 안쪽 복사뼈 위 약 6㎝ 되는 곳으로, 정강이뼈의 안쪽

6cm

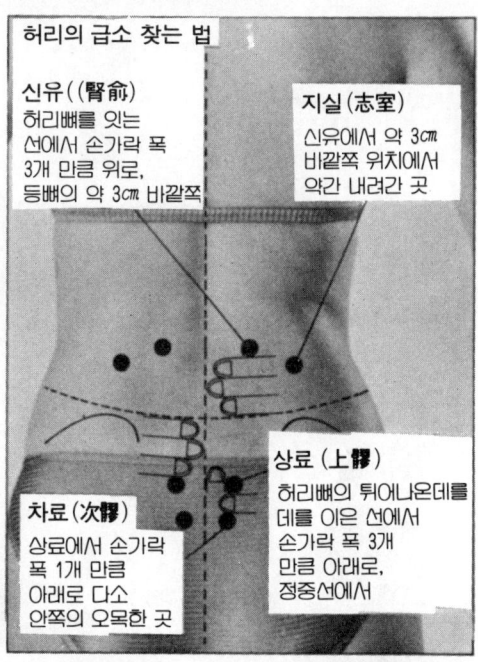

허리의 급소 찾는 법

신유（（腎俞） 허리뼈를 잇는 선에서 손가락 폭 3개 만큼 위로, 등뼈의 약 3㎝ 바깥쪽

지실（志室） 신유에서 약 3㎝ 바깥쪽 위치에서 약간 내려간 곳

차료（次髎） 상료에서 손가락 폭 1개 만큼 아래로 다소 안쪽의 오목한 곳

상료（上髎） 허리뼈의 튀어나온데를 데를 이은 선에서 손가락 폭 3개 만큼 아래로, 정중선에서

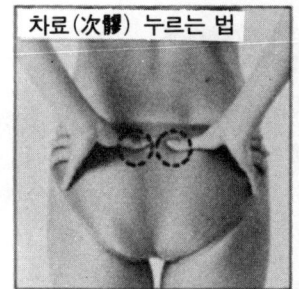

차료（次髎） 누르는 법

두번째 둥근 오목한 곳을 누른다.

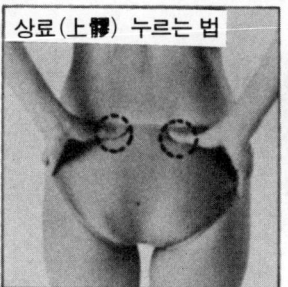

상료（上髎） 누르는 법

둥글고 오목한 곳을 엄지로 지압한다.

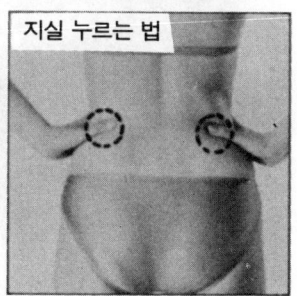

지실 누르는 법

허리를 잡듯이 하여 엄지로 누른다.

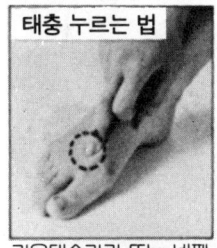

태충 누르는 법

가운데손가락 또는 넷째 손가락으로 꼭 누른다.

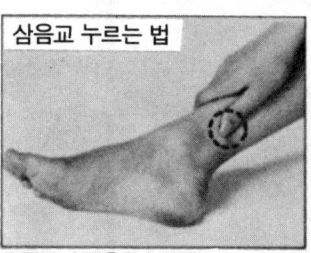

삼음교 누르는 법

엄지로 수직으로 누른다.

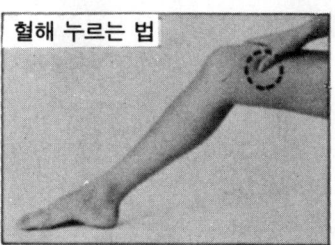

혈해 누르는 법

무릎을 세워 발의 힘을 빼고 위에서부터 발을 잡듯이 하여 엄지로 누른다.

●생리통을 완화시키는 체조 ●

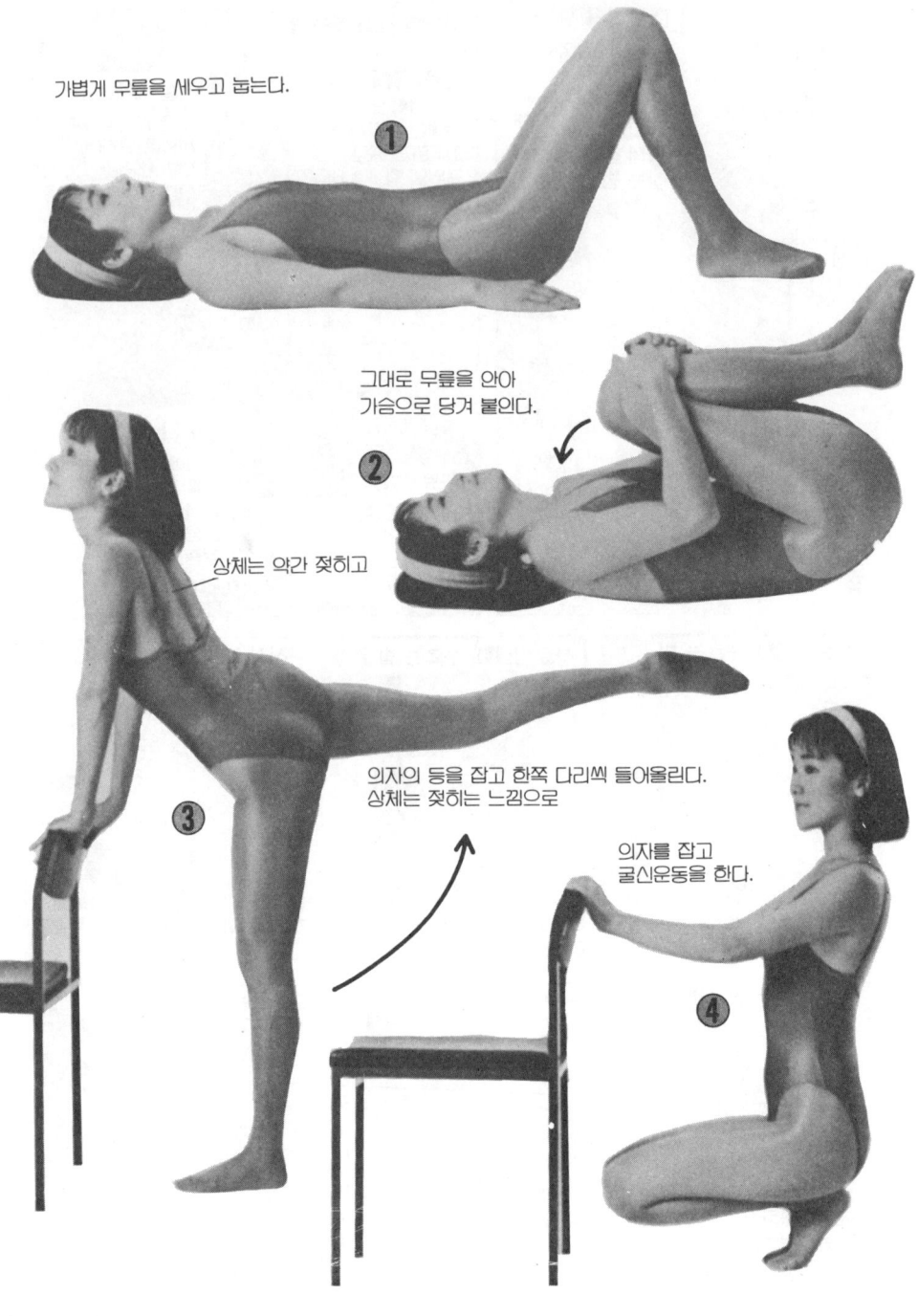

가볍게 무릎을 세우고 눕는다.

①

그대로 무릎을 안아
가슴으로 당겨 붙인다.

②

상체는 약간 젖히고

③

의자의 등을 잡고 한쪽 다리씩 들어올린다.
상체는 젖히는 느낌으로

의자를 잡고
굴신운동을 한다.

④

기미 · 잔주름을 치료하고 건강한 피부를 위한
이론편

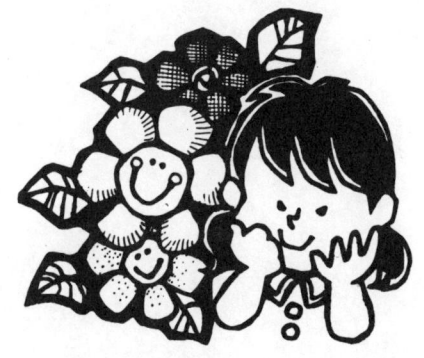

기미·잔주름을 치료하고 건강한 피부를 위한 이론편

자신의 피부를 어느 정도 알고 있는가

애쓴 노력이 어째서
'허사'가 되는가

언제나 젊고 아름다운 피부를 유지하고 싶다는 것은 모든 여성의 공통된 바램일 것이다. 그러나 실제로 피부과를 찾는 환자를 보면 아름다워지기 위한 '노력'이 오히려 피부를 손상시키는 경우가 적지 않음을 알 수가 있다.

얼룩진 피부를 치료하려고 화장품을 덧칠하여 증상을 악화시켜 버리는 사람, 간지러움, 상기되는 피부에 화장품을 계속 발라 부작용을 낳는 사람, 외용약(外用薬)을 화장품 대신 사용하여 피부가 매우 얇아진 사람……. 이런 예는 이루 헤아릴 수가 없다.

모처럼의 노력도 바른 피부의 지식이 없으면 오히려 부작용을 낳는 경우가 있는 것이다.

또 피부를 아름답게 유지하기 위해서는 외면 뿐만이 아니라 몸 내면의 손질도 게을리 해서는 안된다. '피부는 내장(內臟)의 거울'이라고 일컬어지듯이 위장의 상태가 나쁘거나 간장병(肝臟病) 등 내장에 병이 있으면 안색도 나빠지기 쉽고 피부도 거칠어지며, 습진 등 피부 트러블도 눈에 띄게 된다. 게다가 의외로 큰 작용을 하는 것이 스트레스이다. '하룻밤에 머리가 하얗게 되었다'라는 말을 자주 듣는데 원래는 머리카락도 피부의 일부분이다. 스트레스는 기미나 잔주름을 늘어나게 하고 피부를 상하게 하는 큰 원인의 하나이다.

즉, 피부는 내부와 외부에서 영향을 받으므로 몸이 건강하며 과도한 스트레스가 없고 또 바른 손질을 할 때 비로소 싱싱해진다.

그를 위해서는 우선 자기 자신이 피부에 대한 바른 지식을 가질 필요가 있다. 아름다워지기 위한 노력이 반대 결과를 초래하지 않도록 여기에서 단단히 피부에 대한 바른 지식을 익히도록 한다.

피부는 매일
새롭게 태어난다

전신을 뒤덮은 피부의 총면적은 약 1.6㎡. 이것을 종(縱)으로 자른 단면이 옆 그림이다.

그림에서 알 수 있듯이 피부는 표피(表皮), 진피(眞皮), 피하조직(皮下組織)으로 크게 3개의 층으로 나뉜다. 그중에서 가장 얇고 외부로부터의 자극에 약한 것이 피부의 표면을 덮는 표피이다. 표피의 두께는 평균 0.2mm 정도, 세포로 6~7층 겹쳐져 있는데 얼굴 표피는 몸 속에서 가장 얇고, 특히 눈꺼풀은 겨우 세포 2~3층의 두께에 지나지 않는다.

그러나 그 얇은 표피 중에서 매일 세포는 아랫층에서 윗층으로 성숙되면서 이행하고 신진대사를 반복한다. 그 대체(大體)가 되는 것이 표피의 맨 아래로, 진피와의 경계에 있는 기저층(基底層 ; 기저 세포)이다.

기저층에는 원주형의 세포가 1열 파형(波形)으로 나란히 서 있다. 이 세포가 분열해서 새로운 세포를 위로 위로 밀어 올리는 것이다.

기저층(基底層)에서 태어난 세포는 처음에는 기저 세포와 같이

피부의 단면도

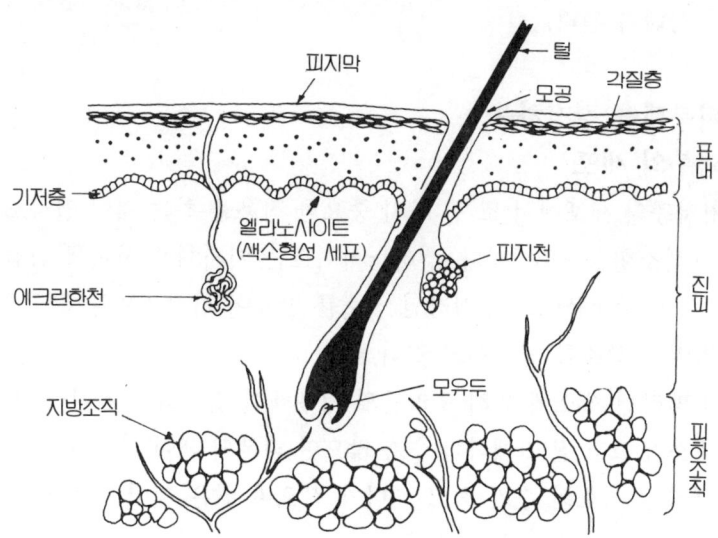

원주형을 하고 있으나 점차로 그 형을 바꾸는데, 우선 유극층(有棘層)의 세포는 문자 그대로 서로 가시와 같은 다리로 연결되어 있다. 그리고 아래에서 위로 올려진 세포는 방추형(紡錘形)의 과립층(顆粒層), 투명층으로 모습을 바꾸어 최종적으로는 편평한 각질 세포가 되어 피부 맨 바깥쪽을 덮는다. 즉, 원주형에서 점차로 편평해지고 피부 표면을 덮는 각질층까지 세포가 변화해 가는 것이다. 이 과정을 '각화(角化)'라고 부르고 있다.

각질층의 세포는 약 2주 간 정도로 피부에서 떨어져 나간다. 이것이 소위 '때'라고 불리우는 것이다.

보통 기저층에서 각질층에 이르기까지는 2주가 걸리므로 세포는 합계 약 4주간을 주기로 교체해 가는 것이다.

이 각화가 순조로이 행해지고 있는 한 피부는 항상 매끄럽고 보드

라운 상태가 된다.

그러나 각화가 잘 되지 않으면 피부가 거칠어지고 흰 가루를 뿌린 듯한 상태가 된다.

피부색을 결정하는
피부의 세포

기저층의 세포에서 또 한 가지 중요한 작용을 하는 것이 멜라노사이트(색소형성 세포)이다. 멜라노사이트는 기저세포 사이에 점점이 존재하여 갈색 색소 즉, 멜라닌 색소를 만들어 기저세포와 유극세포에 멜라닌 색소를 공급하고 있다.

이 멜라닌 색소에 의해 우리들의 피부색이 결정되는 것이다. 멜라닌 색소가 크고 짙고 게다가 수가 많으면 피부의 색이 검어진다. 반대로 멜라닌 색소의 수가 적고 게다가 작으며 얇은 것이 백인인 것이다.

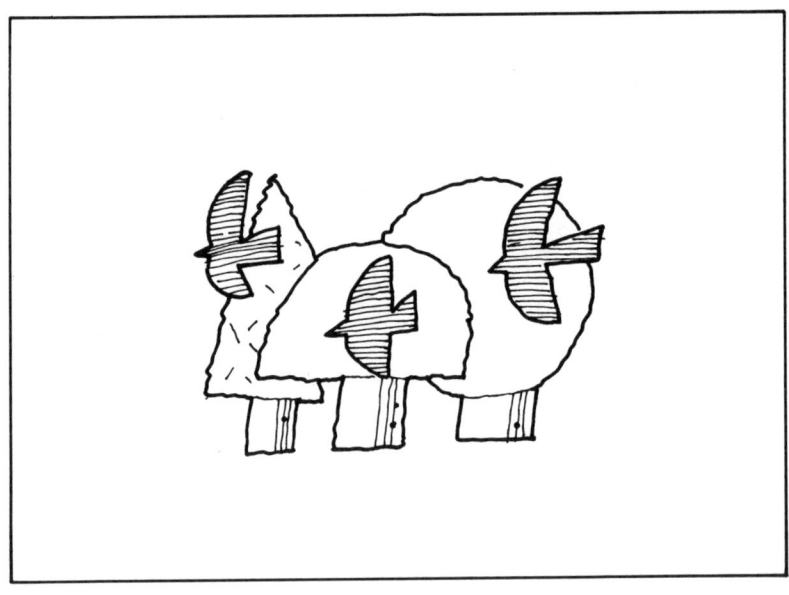

황색 인종은 이 중간에 해당되는데, 이상한 것은 어떤 인종이나 멜라노사이트의 수는 같다. 즉, 인종 간의 피부색의 차이는 멜라노사이트의 작용 차에 의한 것이다.

또 멜라노사이트는 자외선 자극을 받으면 활발하게 작용하여 많은 멜라닌 색소를 만들어 낸다. 또 멜라닌 색소 자체로도 색이 짙어진다. 이것이 햇볕으로 인해 피부가 검어지는 것이다.

'진피'는 천연 크림
'피하조직'은 쿠션

이번에는 진피(眞皮)를 살펴 보기로 하자. 진피는 피부의 본태(本態)에 해당하고 대부분이 다발로 되어 달리는 교원섬유(膠原纖維)와 피부의 탄력을 결정하는 고무와 같은 탄력섬유로 구성되어 있다. 이 2가지 섬유가 피부의 긴장과 탄력을 유지하고 있는 것이다.

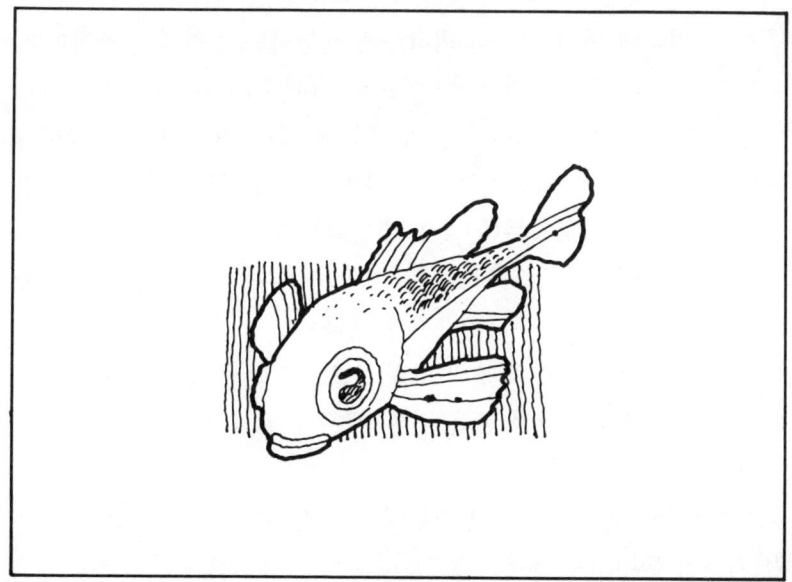

　그리고 진피에는 표피와 달리 혈관(血管)이나 림파관, 신경, 그외에 여러 가지 부속기가 있다. 그 첫째가 털로, 진피 맨 아래에서 피하지방과의 경계에 해당하며, 턱을 만드는 세포(모유두 ; 毛乳頭)가 있다. 이 세포에서 피부 표면을 향해 열려 있는 구멍이 모공으로, 그 중간에 피지를 분비하는 피지선(皮脂腺)이 열려 있다.

　한편 땀을 분비하는 에크린 한천(汗泉)도 진피에서 표피를 향해 열려 있다.

　대부분의 땀은 피부표면에서 증발하여 체온 조정을 행하고 있으나 극히 적은 땀은 피부표면에 남는다. 이 땀과 피지가 쌓여 피부의 표면을 덮는 피지막(皮脂膜)이 형성된다.

　피지막에 대해서는 나중에 상세하게 서술하겠지만, 한마디로 말하자면 피부의 촉촉함을 유지하는 천연 크림이다. 피지막의 양에 따라 건성 피부나 지성 피부 또는 여드름 피부 등 피부 타입이 정해진다고 해도 좋을 것이다. 유액이나 크림은 이 피지막의 부족을 커버하여 피부의 촉촉함을 유지하는 것을 목적으로 한 것이다.

　표피, 진피에 이어 피부의 최하층에 해당하는 것이 피하조직이다. 피하조직은 대부분이 피하지방이므로 살찐 사람과 마른 사람과는 상당한 차이가 있다. 그러나 몸의 부분에 따라 지방이 붙는 상태가 상당히 다르고, 복부나 전부는 피하지방이 두꺼워지기 쉽지만 코 등은 그다지 변하지 않는다. 살이 찌더라도 안타깝게도 코는 높아지지 않는 것이다.

　피하조직의 작용은 주로 2가지가 있다.

　첫 번째는 쿠션으로, 외부의 압력 등으로부터 몸을 보호하는 것이며 또 한 가지는 솜처럼 몸을 감싸 체온의 발산(發散)을 방지하는 것이다.

　피하조직이 너무 두꺼우면 피부에 균이 생기기도 하고 노화 현상처럼 피부가 늘어지는 경우도 있다.

기미·잔주름을 치료하고 건강한 피부를 위한 이론편

피부의 조직, 작용을 파악하자

피부가 지니고 있는
6가지의 주요 작용

피부의 구조를 알면서 또 한 가지 알아 두었으면 싶은 것이 피부의 작용이다. 피부에는 ① 보호 작용 ② 체온조절 작용 ③ 지각 작용 ④ 흡수 작용 ⑤ 항체생산(抗體生産) 작용 ⑥ 비타민 D형성 작용 등 여러 가지 작용이 있는데, 여기에서는 이 '피부의 아름다움'과 가장 관계가 깊은 보호 작용을 중심으로 해설해 가겠다.

자외선으로부터 세포를 보호하는
멜라닌 색소

기미나 주근깨는 멜라닌 색소의 증가나 색소의 색이 짙어지기 때문에 생기는 것이라는 것은 여러분도 잘 알았을 것이라고 생각한다. 멜라닌 색소가 적으면 살색이 희어질 것이라고 생각하는 사람도 적지 않은 듯하다.

그러나 멜라닌 색소는 자외선을 흡수하여 그 해(害)로부터 피부를 보호하는 몸의 중요한 바리어이다.

일광에 포함되어 있는 자외선(290~400 나노미터 파장의 광으로

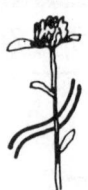

눈에는 보이지 않는다)은 피부에 도달하면 피부세포를 파괴하는 작용을 갖고 있다. 물론 몸에는 파괴된 세포를 수복(修復)하는 기능이 갖추어져 있으나 이 수복 리듬이 깨져 세포가 이상하게 증식(增殖)된 것이 피부암이다. 즉, 자외선으로 세포가 파괴되는 횟수가 많을수록 피부암이 발생할 위험은 높아지는 것이다.

그러므로 피부는 우선 피부 표면에서 자외선을 반사시키는 것과 함께 내부에 도달한 자외선을 멜라닌 색소로 흡수하는 것에 의해 세포를 보호하고 있다.

그러나 백인처럼 원래 멜라노사이트의 작용이 나쁜 인종은 멜라닌 색소가 적기 때문에 표피세포가 상하기 쉬워 황색 인종에 비해 피부암에 걸릴 확률이 높은 것이다. 우리나라 사람은 이 점에서 백인 보다 피부암에 대한 저항력은 높지만 멜라노사이트의 작용이 활발한 만큼 기미가 생기기 쉬운 것이다.

이외에 자외선은 직접, 간접으로 피부에 해를 가하여 노화를 촉진시킨다고 알려져 있다.

이런 자외선의 해를 방지하기 위해 멜라닌 색소는 천연의 썬스크린이 되어 자외선을 흡수하고 있는 것이다. 특히 원래 피부가 검은 사람은 자외선을 감싸 기미를 만들기 쉬운 결점을 갖고 있다. 그러나 반대로 말하자면 피부가 흰 사람보다 자외선에 강한 것이므로 비관할 것은 없다.

피부의 촉촉함을 유지하는
피지막의 작용

피부를 보호하는 또 한 가지 중요한 작용을 하는 것이 '피지막(皮脂膜)'이다. 앞에서도 언급했듯이 피지막은 소량의 땀과 피지선(皮脂腺)에서 분비되는 피지가 피부 위에서 균일하게 섞이는 것이다.

이 피지막은 크게 3가지 작용을 하고 있다. 첫 번째로는 피부의 매끄러움을 좋게 하는 작용이다. 무엇인가로 피부를 비비거나 피부에 어떤 외력이 가해질 때, 그 마찰에 의한 자극을 완화하는 작용을 한다.

다음이 피부의 촉촉함을 유지하는 작용이다. 종종 '촉촉하고 아름다운 피부'라고 하듯이 피부의 촉촉함은 아름다운 피부를 만드는 큰 요소중에 하나이다.

이 '촉촉함'은 피부 표면의 각질층에 포함되어 있는 수분량을 가리키고 있다. 각질층은 약 20％의 수분을 포함하는 상태가 가장 좋다고 하며, 수분량이 10％ 이하가 되면 피부가 건조하고 거칠어 진다. 피부막은 피부의 표면에 얇은 막을 만드는 것에 의해 증발을 방지하여 피부의 촉촉함을 유지하는 것이다. 또 각질층의 세포는 항상 때가 되어 탈락되고 있기 때문에 표면에 가까운 세포 사이에 틈이 생겨 있다. 피지막은 이 틈에도 들어가 여분의 각질층의 탈락을 막고 있다.

그러므로 피지막이 부족해지면 피부는 건조하여 각질층이 마치 물기를 잃은 귤의 껍질처럼 쭈글쭈글해지고, 각질세포가 젖혀져 피부 표면에서 들뜨게 된다. 이것이 잔주름이나 거친 피부로 나타나는 것이다.

그러므로 피지막이 부족한 경향이 있는 사람 즉, 건성 피부인 사람은 유액이나 크림으로 인공적인 피막(皮膜)을 만들어 피부의 건조를 방지할 필요가 있는 것이다. 그렇다고는 해도 많이 바르면 좋지 않다. 자신에게 부족한 피지막을 보충하는 데 딱 좋은 유액 또는 크림을 선택하는 것이 중요하다.

한편 피지막이 지나치게 많아 고민인 것이 지성 피부인 사람이다. 지성 피부인 사람은 피지의 분비가 너무 많기 때문에 피부가 끈적끈적하고 피지막이 모공까지 막아버리는 경우가 있다. 이렇게 하여 막힌 모공이 세균 감염을 일으키면 여드름이 되는 것이다.

따라서 지성 피부인 사람은 정성스럽게 세안하여 여분의 피지막을 제거하는 동시에 피부를 청결하게 유지하는 것이 중요하다.

피지의 분비량은 또 연령, 계절, 성(性)에 따라 달라진다. 나이를 먹으면 먹을수록 피지의 분비량은 저하되고, 중성 피부인 사람이라도 여름에는 지성 피부, 겨울에는 건성 피부에 가까워진다. 이런 변화에 맞춰 손질을 하여 피지의 양을 적당하게 컨트롤하는 것이 기초 화장품의 첫 번째 목적이라고 할 수 있을 것이다.

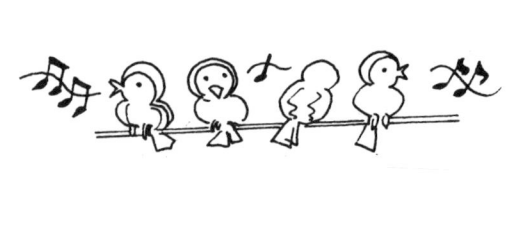

건강한 피부는
약산성(弱酸性)을 띠고 있다

피지막이 갖고 있는 세 번째 작용은 피부를 약산성(弱酸性)으로 유지하여 세균이나 곰팡이의 증식을 방지하는 것이다.

건강한 피부는 PH 4.5~6.5 사이에 있으며 약산성을 나타내고 있는데, 이것은 피지에 포함되는 지방산과 땀 속의 유산(乳酸)에 의한 작용이다. 피부가 알칼리성이 되면 세균이나 곰팡이가 번식하기 쉬워 무좀 등이 생기기 쉽다. 무좀은 종종 땀으로 무르는 것이 원인이라고 일컬어지고 있는데, 이것은 땀이 오랫동안 피부 표면에 남아 있으면 피부를 알칼리성으로 만들어 균이 번식하기 쉽도록 하기 때문이다.

또 피부 표면에 있는 각질층은 게라틴이라는 단백질로 되어 있어 알칼리에는 약하여 장시간 알칼리 상태로 있으면 점차로 녹아 표면적으로는 피부가 거칠어진다. 이렇게 되면 피부 저항력이 약해지므로 보통 사람이라면 아무렇지도 않을 자극에도 쉽게 습진을 일으키게

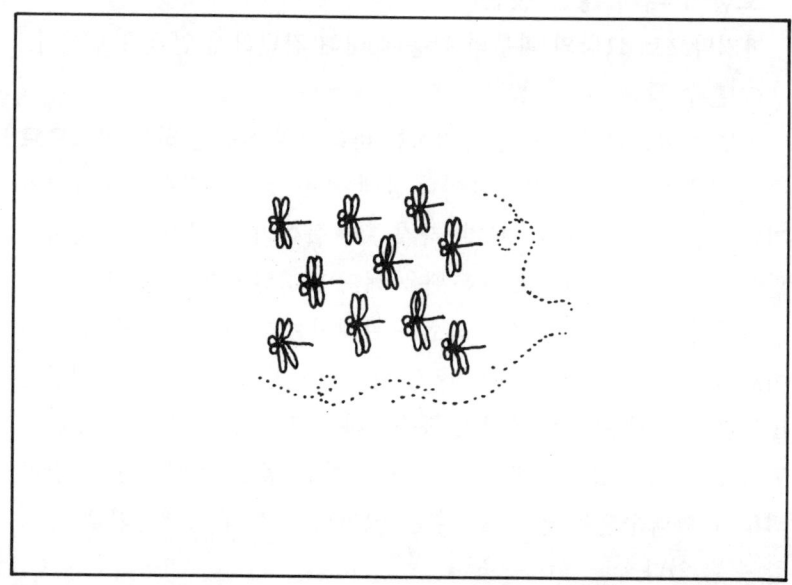

된다.

그러므로 피지막은 약산성을 유지하는 동시에 알칼리성의 경향을 띤 피부를 산성으로 되돌리는 힘을 갖고 있다. 그러므로 비누로 세안을 하여 일시적으로 PH 9~10까지 알칼리성을 띠어도 피부는 5~8 정도로도 약산성으로 회복하는 것이다.

단, 나이가 들어 피부 분비가 저하되고 피부가 거칠어진 사람은 이런 능력도 쇠퇴하여 자극에 약해지고 피부가 거칠어지기 쉬운 것이다. 또 흑피증(黑皮症)의 경우도 피지의 분비량이 적고, 피지막의 형성 능력이나 알칼리를 중화하는 작용이 저하되어 자극에 약해져 있다는 것을 알 수 있다.

이와 같이 피부를 약산성으로 유지하고 저항력을 갖추기 위해서도 피지막의 작용은 빼놓을 수 없다.

레몬팩을 해도
도움이 되지 않는 것은

마지막으로 그밖의 피부의 작용에 대해 간단하게 언급해 보겠다.

○ 흡수 작용

피부는 이물질의 침입을 방지하는 바리어의 작용을 하고 있으므로 큰 물질은 통과할 수 없다. 물이나 물에 녹는 것은 각질층까지 들어가지만, 이것은 흡수라기 보다 각질층에 들어가는 것이라고 말하는 편이 적절하다. 그러므로 레몬팩을 해도 비타민 C가 닿는 것은 각질층까지이고, 중요한 멜라닌 색소가 존재하는 기저층(基底層)까지는 이르지 못한다. 그에 비해 지용성(脂溶性) 물질, 예를 들면 비타민 E 등은 표피의 모공을 통하여 흡수된다는 것을 알 수 있다. 단, 흡수된다고 해도 국소적이라는 의미인데, 예를 들면 비타민 E를 발라 피부의 혈액순환을 좋게 할 수는 있어도 전신의 혈액순환을 좋게 할 수는 없다.

○ 보온조절 작용

알콜을 바르면 피부가 시원해지는데, 이것은 알콜이 증발할 때 체온을 빼앗아 가기 때문이다. 마찬가지로 피부 표면에서는 끊임없이 땀이 증발하여 체온의 상승을 방지하고 있다. 하루에 증발하는 땀의 양은 약 1 l 에 달하고 있다.

○ 호흡 작용

피부에도 산소를 받아 들이고 탄산가스를 배출하는 호흡 작용이 있다. 그러나 폐가 가지고 있는 호흡 능력의 약1 / 150에서 1 / 200 정도에 지나지 않고, 화장품을 발라도 피부 호흡은 방해받지 않는다.

○ 지각 작용

피부에는 촉각(觸覺), 온각(溫覺), 통각(痛覺), 압각(壓覺) 등 외부의 자극을 받아들이는 수용체가 있다.

무릎에 의한 간지러움은 통각이 약하게 자극되었기 때문이다.

○ 항체 생산 작용

피부는 몸에 있어서 세균 등과 접촉하는 최초의 관문이다. 병원균이 침입하면 이것을 공격하는 항체가 만들어진다. 알레르기에 의한 부스럼은 항체가 만들어져 침입자와 싸우는 것과 같은 메카니즘으로 일어난다.

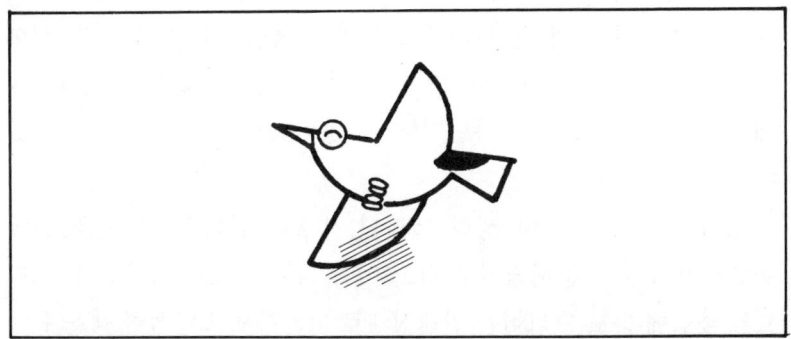

기미·잔주름을 치료하고 건강한 피부를 위한 이론편

심한 기미는 이렇게 만들어진다

기미는 30대 후반부터
눈에 띄기 시작

여성의 피부는 35세 정도를 경계로 변화하는데, 마침 이 무렵부터 생겨나 고민거리가 되는 것이 기미이다.

기미는 주근깨와는 달리 양볼, 이마, 코뿌리, 코 밑에 좌우 대칭으로 나타나고 눈꺼풀이나 콧등에는 나타나지 않는다. 이것은 색소 침착의 일종으로, 어떤 자극으로 멜라닌 색소를 만들어내는 계기가 된다. 그러나 어째서 특정 부분에 멜라닌 색소가 오랫동안 정체되는가는 현재 잘 알려져 있지 않다.

보통 햇볕에 타면 일시적으로 피부가 검어진다. 이것은 자외선의 해를 방지하기 위해 멜라닌 색소가 많이 생산되고 게다가 그 색이 짙어지는 것이 원인이다. 이 때의 표피를 현미경으로 보면 기저층의 세포 속에 색이 짙은 멜라닌 색소가 많이 늘어나 있음을 알 수 있다.

그러나 이렇게 하여 생긴 멜라닌 색소는 표피의 각화(角化)에 동반하여 도중에 분해되기도 하고 때가 되어 세포로 버려진다. 그러므로 햇볕에 타도 드디어는 원래상태로 되돌아오고 일정한 색을 유지하고 있는 것이다.

그러나 기미가 생긴 부분을 보면 실제로 멜라노사이트의 수는 변하지 않고 있지만 멜라닌 색소가 언제까지나 늘어난 채로 있는 것을 알 수 있다. 그 때문에 그 부분만 갈색의 기미가 되어 나타나는 것이다.

이런 멜라닌 색소의 '자리잡기'가 어째서 일어나는가 하는 것은 잘 알려져 있지 않다. 바로 양볼 위치에 생기므로 볼터치가 원인이 아닐까 라고 생각하는 사람도 있으나 직접 화장품이 닿아 원인이 되는 것은 아니다.

또 기미는 전문적으로는 '간반(肝斑)'이라고 불리듯이 일찍이는 간장병과 관계가 있다고 일컬어지고 있었다. 그러나 실제로 기미가 있는 환자를 검사해 보아도 대부분 간장 장해는 확인되지 않는다.

다만 임신중이나 필 복용 중에 기미가 나타나기 쉽다는 점에서 여성 호르몬이나 색소세포 자극 호르몬의 작용과 관련이 있지 않을까 하고 추측되고 있다.

우선 기미의 원인을
확인한다

이상과 같이 기미가 생기는 원인은 확실히 해명되어 있지 않다. 그러나 직접적으로는 멜라노사이트의 작용이 활발해지고 많은 멜라닌 색소를 만드는 것이 원인이다. 그러므로 기미를 방지하기 위해서는 우선 멜라노사이트를 자극하는 계기를 만들지 않도록 하는 것이 중요하다. 그 '계기'가 되는 것은 다음과 같은 것들이다.

○ 햇볕에 타는 것

햇볕에 타는 것은 나중에 기미를 남길 위험이 클 뿐만 아니라 이미 기미가 있는 경우에는 그 색을 짙게 한다. 기미를 엷게 하기 위해서도 우선 직사광선에 피부를 노출시키지 않는 것이 중요하다. 근처에

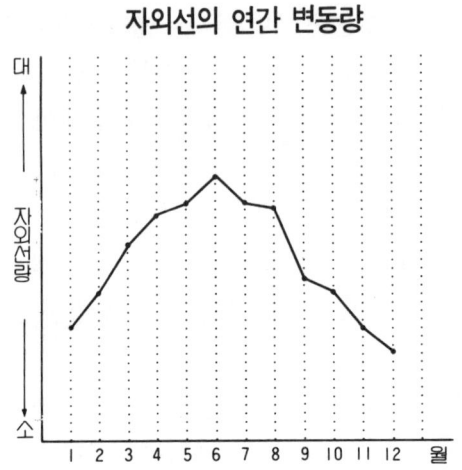

쇼핑을 가거나 세탁물을 맡길 때도 기미가 짙어진다. 파우더를 발라 두는 것만으로 피부에 침입하는 자외선의 양이 적어지므로 모자나 파라솔을 이용하는 것과 함께 맨얼굴로는 외출하지 않도록 하자.

특히 햇볕이 강한 10시에서 3시 사이는 외출을 삼가고, 흐린 날에도 자외선 대책을 잊지 말도록 한다. 흐린 날에도 자외선은 지상에 닿기 때문이다. 자외선 대책은 기미를 예방하기 위해서도, 한번 생긴 기미를 줄이고 엷게 하기 위해서도 가장 중요한 조건의 하나가 된다.

○ 습진, 화상, 부스럼

밖에서부터의 화학 물질에 의해 일어나는 습진, 화상, 긁힌 상처 등도 멜라노사이트를 자극하여 멜라닌 색소를 늘리므로 치료한 뒤 상처가 남지 않도록 한다. 단, 화장품을 쓰는 중에 근질근질하다가 어느 사이엔가 얼굴색이 검어진 경우에는 나중에 이야기 할 흑피증 (黑皮症)에 대한 의문이 농후하다.

또 습진에 의한 염증도 멜라노사이트를 자극하고 여드름을 짜는

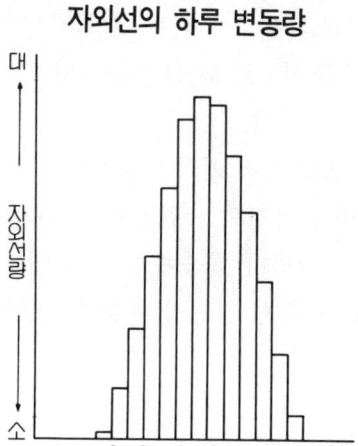

자외선의 하루 변동량

것도 같은 자극이 된다. 의외로 모르는 사이에 기미를 만드는 것 나이
론 타올이나 브러시 등에 의한 지나친 자극이다. 이 경우는 자극한
부분에 색소 침착이 일어난다.

그러나 다행히도 이런 외적 자극에 의해 나타난 기미는 자극하는
원인이 없어지면 저절로 엷어진다. 오히려 마사지를 하거나 미안술
(美顏術)을 써서 피부에 자극을 주지 않는 것이 중요하다.

○ 호르몬의 영향

멜라노사이트는 뇌하수체(腦下垂體)라는 부분에서 분비되는 색소
세포 자극 호르몬(MSH)의 자극으로 멜라닌 색소를 만들어 낸다.

그러나 이 명령 계통이 때로는 혼란을 일으켜 멜라노사이트를 자극
하는 경우가 있다. 애디슨병이라는 병의 경우가 그것이다. 애디슨병
에 걸리면 부신작용(副腎作用)이 저하된다. 이 때문에 뇌하수체는
부신을 자극하는 호르몬을 방출하는데, 이 때 함께 MSH가 방출되어
버린다. 애디슨병인 사람의 피부가 검게 되는 것은 이 때문이다.

동시에 뇌하수체에서는 갑상선(甲狀腺)이나 난소 등을 자극하는

호르몬도 분비된다. 그러므로 난소의 기능 이상이 일어난 경우에도 MSH의 분비로 기미가 나타나게 되는 것이다. 임신하거나 필을 복용하고 있을 때도 이런 조직으로 MSH가 분비되기 때문에 기미가 생겨나기 쉽다고 생각할 수 있다.

그러나 이런 원인으로 생긴 기미는 출산을 하거나 필 복용을 중단하는 등 MSH의 분비를 촉진하는 원인을 제거하면 자연히 엷어지는 경우가 많은 듯하다. 그러나 개중에는 그 뒤에도 끈질기게 기미가 남아 있는 경우도 있다. 특히 갱년기 이후의 여성에게는 그런 경향이 강한 것 같다.

○ 스트레스

스트레스로 기미가 악화된다고 하면 이상하게 생각하는 사람도 많을 것이다. 그러나 여기에는 확실한 의학적 뒷받침이 있다. 스트레스는 부신(副腎)에 부담을 주므로 오랫동안 계속되면 부신의 작용이 저하된다. 그러면 애디슨병의 경우와 같이 뇌하수체에서 MSH가 분비되어 기미를 짙게 하는 것이다. 지나치게 기미에 신경을 써 초조해지거나 화를 내고 있기만 하면 기미도 함께 심해지는 것이다.

이상과 같이 기미라고 해도 그 원인은 여러 가지이다. 어느 경우에든지 자외선은 기미를 증악(增惡)시키므로 우선 자외선 대책을 세울 것, 그리고 기미를 만드는 원인이 분명할 때는 그 원인을 제거하는 것이 중요하다. 그리고 기미는 병이 아니므로 화장품 등으로 커버하며 느긋한 기분으로 지내야 한다. 미백 작용(美白作用)이 있는 성분, 예를 들면 비타민 C나 프라센타리키드 등이 배합된 화장품을 사용하는 것도 좋을 것이다. 단, 화장품은 약이 아니므로 속효(速效)는 없다. 꾸준하게 대응하기 바란다.

기미나 주근깨, 흑피증은 이렇게 구분한다

기미와 주근깨, 흑피증은
처치가 전혀 다르다

기미와 마찬가지로 안면에 생기는 색소 침착으로 얼핏 잘못 판단하기 쉬운 것이 주근깨와 흑피증이다.

주근깨와 흑피증은 기미와는 성인(成因)이 다르며, 따라서 조치 방법도 다르다. 흑피증을 기미와 처치를 같이 하면 증상을 악화시킬 뿐 아니라 그 후의 치료도 상당히 어려워진다. 그런 일이 없도록 주근깨와 흑피증에 대해서도 잘 알아 두기 바란다.

주근깨는
유전에 의해 나타난다

주근깨는 몸에도 생기지만, 주로 일광이 닿는 부분 특히 볼에서 눈 주위에 걸쳐 쌀 입자 크기의 색소 침착으로 일어난다. 색은 엷은 갈색에서부터 짙은 갈색까지 있고 간지러움 등의 지각 증상은 전혀 없다.

어렸을 때부터 주근깨가 생기는 사람도 있으나 대부분은 사춘기에 접어들면서부터 눈에 띈다.

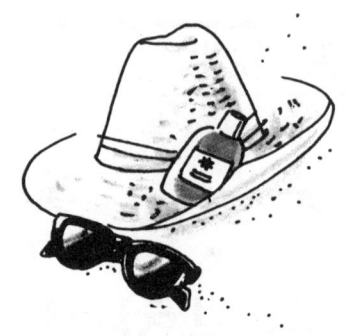

　주근깨가 기미와 크게 다른 점은 유전(遺傳)에 의해 나타난다는
것이다. 바다에 갔기 때문에 주근깨가 생긴 것이라고 호소하는 사람
도 있으나 정확하게는 다소 의미가 다르다.

　주근깨가 생기는 사람은 태어나면서부터 그 부분의 멜라노사이트
의 작용이 활발하여 햇볕이 닿으면 다른 부분 보다 많은 멜라닌 색소
를 만든다. 게다가 이렇게 생긴 멜라닌 색소는 자외선의 작용으로
검어지므로 한층 색이 짙어진다. 즉, 바다에 갔기 때문에 주근깨가
생기는 것이 아니고 이미 있었던 주근깨가 눈에 띄게 된 것 뿐이다.

　주근깨는 이처럼 유전에 의해 생기기 때문에 안타깝게도 활동이
활발한 멜라노사이트를 수술로 제거하지 않는 한 완전히 치료할 수는
없다. 그러나 그 경우에는 상처가 남게 된다. 피링법(얇게 피부를
벗기는 방법)이나 전기 응고(電氣凝固)로 태우는 방법을 이용하여
늘어난 멜라닌 색소를 제거하여 일시적으로 눈에 띄지 않게 할 수는
있다. 그러나 멜라노사이트가 있는 한은 다시 재발하므로 권유할
만한 방법은 못된다.

　현재로서는 직사광선을 피하고 애를 태우지 않는 것이 주근깨를
눈에 띄지 않게 하는 것이 최선의 방법이라고 할 수 있을지 모른다.
미백 작용이 있는 화장품을 사용해도 지장은 없으나 이것을 사용하더
라도 자외선을 쪼이면 주근깨가 짙어진다.

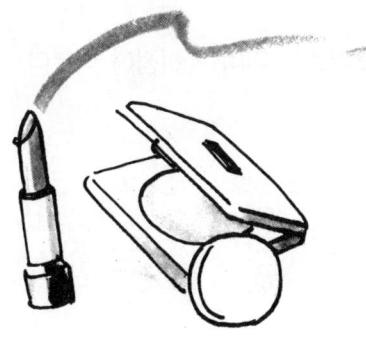

화장품 독으로
일어나기 쉬운 흑피증(黑皮症)

기미나 주근깨는 건강한 피부에도 생기는데, 화장품을 잘 사용하거나 자외선을 차단하는 것이 중요한 대책의 하나가 된다. 그에 비해 증상이 나타나면 모든 화장품의 사용을 멈추고 의사의 진단을 받아야 하는 것이 안면 흑피증이다.

흑피증은 독이 반복되는 동안에 나타난다. 일반적으로 색소침착으로써 눈에 띄기까지는 1~2년을 필요로 하므로 그런 의미에서는 다소의 간지러움이나 통증은 신경 쓰지 않는 성격의 사람에게 나타나기 쉽다고 할 수 있겠다.

독의 원인으로는 ① 화장품(특히 메이크업 제품) ② 벚꽃 등의 사물 ③ 호르몬이나 살충제 등의 생활용품 ④ 직장의 화학 물질 등을 들 수 있는데, 이 중에서 가장 빈도가 높은 것은 화장품이다. 그러나 독을 반복하고 있다고는 해도 누구나 흑피증에 걸리느냐 하면 그렇지는 않다. 독을 일으키기 쉬운 체질, 또는 색소 침착을 일으키기 쉬운 체질이 원인이 되는 것 같다. 예를 들면 피지막의 항에서 말했듯이 대부분 알칼리 중화 능력이 낮고 피부가 원래 알칼리성을 띠고 있는 것이 문제이다. 그러나 최근에는 알레르기 체질과 크게 관여된다는 것을 알았다. 즉, 알레르기에 의한 화장품 독이 반복되고 있으면 흑피

흑피증과 기미는 이점이 다르다

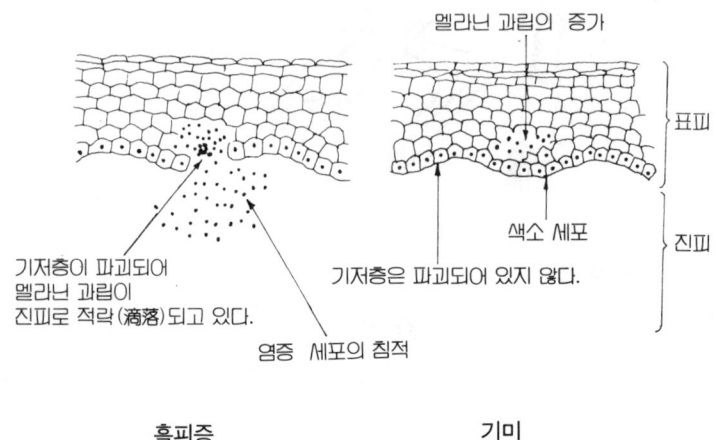

멜라닌 과립의 증가

표피

진피

색소 세포

기저층이 파괴되어
멜라닌 과립이
진피로 적락(滴落)되고 있다.

기저층은 파괴되어 있지 않다.

염증 세포의 침적

흑피증   기미

증이 되기 쉽다.

그럼 흑피증의 증상은 어떻게 다른 것인가.

첫 번째로 흑피증은 독이 직접적인 원인이 되어 일어나는 것이므로 근질근질하고 얼얼하기도 한, 특유의 염증(炎症) 증상이 있다. 기미의 경우는 증상이 없다. 만일 근지러움 등이 동반되면 그것은 기미에 독이 병발(倂發)하고 있는 것이므로 역시 화장품의 사용은 중지해야 한다.

두 번째로는 색조(色調)의 차이이다.

기미의 경우, 멜라닌 색소는 피부의 얇은 곳 즉, 표피층에 정체되어 있으므로 엷은 갈색에서 다갈색의 색소 침착이 된다. 한편 흑피증에 서는 붉은 기가 도는 검은 색이 된다. 초콜렛색에서 청동색이 되어 매우 지저분한 느낌이 든다. 이것은 멜라닌 색소의 거치 장소가 기미 나 주근깨와는 다르기 때문이다.

피부의 작용 항에서 이야기했듯이 보통 멜라닌 색소는 표피의 기저층에 있는 멜라노사이트에서 만들어지고 표피내에 퍼진다. 즉, 표피의 맨 아래에 있는 기저층이 방파제(防波堤)와 같은 역할을 하고 있는 것이다.

그러나 흑피증에서는 염증 때문에 이 기저층이 무너져 본래 표피내에 있던 멜라닌 색소가 진피 속에 떨어져 들어간다. 그 때문에 진피내에서는 멜라닌 색소를 이물(異物)로 보고 백혈구(白血球)가 모여 염증을 일으키는 것이다.

이렇게 하여 멜라닌 색소가 피부의 깊은 곳에 있으므로 검푸르스름하게 보이며, 또 염증에 의해 붉은 색이 가해져 흑피증 특유의 색을 만드는 것이다.

흑피증에 또 자극이 가해지면 그만큼 기저층이 파괴된다. 멜라닌 색소의 낙입(落込)이 진행된다. 따라서 화장이나 미용술, 팩 등 피부에 자극이 가는 것은 일체 중지해야 하는 것이다.

이에 비해 기미는 표피내에 멜라닌 색소가 늘어난 상태이므로 화장품으로 자외선을 차단하거나 미백 작용이 있는 화장품을 사용하면 멜라닌 색소의 색이 엷어지며 점차로 눈에 띄지 않게 되는 것이다.

기미와 흑피층의 세 번째 차이는 발생하기 쉬운 부위의 차이이다. 기미는 이미 양볼, 코 아래 등 잘 발생하는 부위가 정해져 있고 아무리 심해도 목이나 턱 그리고 눈꺼풀에까지 퍼지는 경우는 없다.

그러나 흑피증은 독이 있어서 부위에 발생하므로 눈꺼풀에나 목에도 일어난다. 또한 얼굴 전체에 퍼지고, 이마 양쪽이나 뺨에 심한 증상이 나타나는 경우도 있으며 원인에 따라서는 손발이나 몸에도 생기는 경우가 있다.

이상의 점을 생각하여 기미와 흑피증을 잘못 보는 경우가 없도록 한다. 흑피증은 피부과에서 바른 치료를 받으면 반드시 고칠 수 있으므로 근질근질하거나 얼얼한 증상을 동반하는 색소 침착이 일어나면 곧 화장품 사용을 중지하고 전문의를 찾는 것이 중요하다.

기미·잔주름을 치료하고 건강한 피부를 위한 이론편

신경 쓰이는 잔주름은 왜 생기는가

눈가, 입가에 잔주름이
생기기 쉬운 점은

피지의 분비량이나 피부의 탄력 등 여러 가지 점을 통합하면 여성의 피부는 35세 즈음을 경계로 노화(老化)가 눈에 띄게 된다.

이런 노화현상의 하나로 생기는 것이 잔주름이다. 그러나 노화현상이라고 해서 아무런 손도 쓰지 않고 그냥 놓아 두면 필요 이상으로 잔주름을 만들게 된다. 연령에 맞지 않게 주름이 많거나 잔주름이 눈에 띄는 것은 평소에 게으른 것이 원인이라고도 할 수 있다.

그럼 주름은 어떻게 해서 일어날까.

처음에 이야기했듯이 피부는 표피, 진피, 피하조직이라는 3가지 층으로 나눌 수 있다. 주름은 이 3가지 층 모두의 쇠퇴와 관계하고 있다.

표피(表皮)는 파형(波形)으로 연결되는 기저층에 의해 진피와 접하고 있는데, 나이를 먹으면 점차로 편평해진다. 그리고 표피 자체도 얇아지므로 탄력을 잃게 된다.

그와 동시에 진피(眞皮)도 교원섬유(膠原纖維)와 탄력섬유(彈力纖維)의 쇠퇴가 눈에 띄게 된다. 교원섬유는 강인한 섬유의 다발로

종횡(縱橫)으로 크로스되면서 입체적으로 달리고 있는데, 나이가 들면 이 다발이 점점 얇아지고 입체 교차에 의한 오목볼록함(凹凸)도 평평해진다. 그 결과, 볼록하던 진피가 찌부러져 버리는 것이다. 한편 고무처럼 신축하여 피부의 탄력을 유지하고 있던 탄력섬유로 끊어지고 늘어난 고무줄처럼 되어 버린다.

또 피하조직도 나이와 함께 적어진다.

이런 노화 현상이 몇 가지나 겹쳐져 마치 오래된 고목처럼 피부에 주름이 생기는 것이다. 특히 눈이나 입가처럼 표정이 풍부한 부분은 끊임없이 피부를 늘였다 줄였다 하고 있기 때문에 그만큼 주름이 생기기 쉽다고 할 수 있을 것이다.

수분부족에서 오는 잔주름은
치료할 수 있다

이와 같이 피부 조직 자체가 변화된 주름은 이미 고칠 수가 없다. 오히려 나이에 맞게 주름이 생기는 것이 자연스럽다고 받아 들이는 편이 스트레스도 받지 않고 결국 여분의 잔주름을 방지하는 결과가 된다.

그러나 주름에 한발 앞서 잔주름은 경우에 따라서 회복시킬 수도

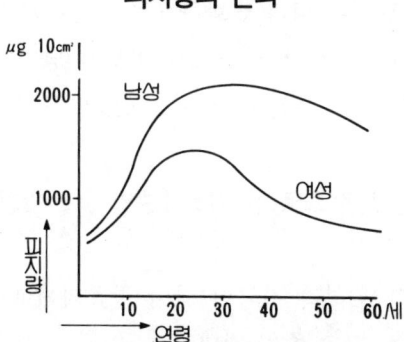

피지량의 변화

있고 진짜 주름이 되는 것을 방지할 수 있다.

그 대책이 되는 것은 각질층(角質層)의 수분 부족에 의해 생기는 잔주름이다. 각질층이 볼록한 것은 약 20%의 수분을 보유하고 있는 상태에 있을 때이다. 그러나 수분이 감소되어 건조하면 줄어들어 귤 껍질이 오래 되면 쭈글쭈글해지듯 잔주름이 생기는 것이다.

특히 중년이 넘으면 자연히 피지의 분비량이 감소되므로 피부의 건조에 충분히 주의할 필요가 있다.

각질층의 수분은 땀과 피지가 섞인 피지막이 여분의 수분 증발을 방지하는 것에 의해 유지되고 있는데, 나이가 듬에 따라 피지선(皮脂腺)에서 분비되는 피지의 양이 점차로 감소된다. 에크린 한천에서 분비되는 땀의 양은 그다지 변화가 없으나 피지쪽은 적어도 40대에는 20대의 반으로 저하된다. 이것을 그냥 방치해 두면 각질층의 수분이 계속 도망쳐 나가 이상건조(異常乾燥) 때에 잔주름이 생기기 쉬운 것이다.

처음에는 수분 부족만이 문제였던 잔주름도 그 상태가 길어지면 자극에 약해지고 진짜 주름으로 옮겨간다.

이것을 방지하기 위해서는 피부를 청결하게 하여 건조를 막는 것이 중요하다. 탈지력이 약한 세안료로 청결을 유지하고, 부족한 피지막은 화장수나 유액 크림으로 보충하자. 그렇다고는 해도 피지의 분비량은 연령, 계절, 환경에 따라 변화하므로 자신에게 맞는 것을 선택하는 것이 중요하다. 유액(乳液)만으로 피부가 당기면 크림을 약유성(弱油性)인 것에서부터 유분이 많은 것으로 바꾸어 가는 등의 연구를 해보기 바란다.

또 수분 보급을 목적으로 한 팩을 1주일에 1~2회 해도 좋을 것이다.

그 이상 행하면 오히려 자극이 되어 역효과가 난다. 너무 장시간 팩을 바른 채 두는 것도 좋지 않다.

연령별·피부(피부 타입별)의 변화

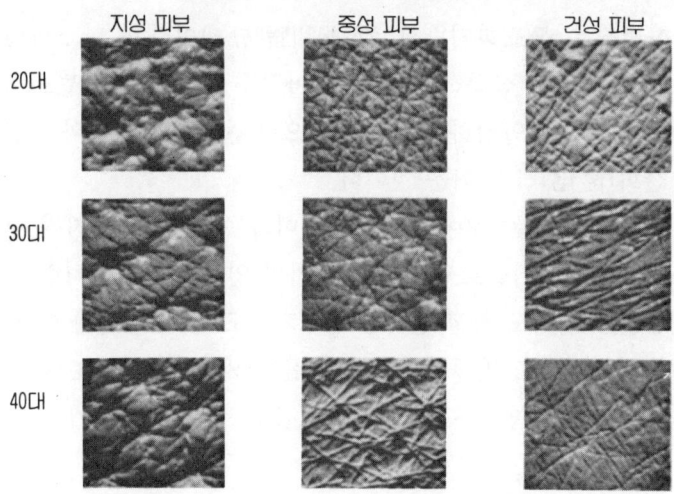

	지성 피부	중성 피부	건성 피부
20대			
30대			
40대			

자외선 대책이
최선의 예방법

한편 잔주름을 포함한 주름 방지 대책에서 빼놓을 수 없는 것이 자외선 대책이다. 피부의 쇠약은 그때까지 얼마나 많은 양의 자외선을 쪼였는가로 결정된다고 할 정도로 자외선은 피부 노화와 밀접한 관계가 있다고 생각된다.

동북 지방에 피부 미인이 많은 이유 중에 하나도 흐린 날이 거의 없어 자외선을 적게 쪼이기 때문이라고 할 정도이다.

자외선이 피부의 노화를 촉진한다는 것은 직접 피부세포를 파괴하고 탄력섬유 등을 파괴하는 것이 첫 번째 이유인데, 그 간접적인 영향도 놓칠 수 없다.

인스턴트 라면이 등장한지 얼마 되지 않았을 무렵, 인스턴트 라면을 먹어 간장을 상하게 한 사람이 계속 되고 있다는 뉴스를 들었던 것을 기억하고 있을 것이다. 이것은 인스턴트 라면에 사용되고 있던

기름이 산화하여 생긴 과산화지질(過酸化脂質) 이라는 지질(脂質)
이 범인이었다.

　과산화지질은 불포화지방산 (不飽和脂肪酸)이라는 탄소의 2중
결합을 갖는 물질이 산화하여 생긴다. 이 2중 결합 부분은 탄소끼리
붙어 있기 때문에 불안정하여 산소가 있으면 간단하게 산소와 결합된
다. 즉, 산화(酸化)하기 쉬운 것이다.

　이렇게 해서 생기는 것이 과산화지질이라는 몸에 나쁜 지질이다.

　과산화지질이 음식물로써 몸에 들어가면 인스턴트 라면처럼 간장
에 장해를 일으키기도 하고 설사를 일으키기도 한다. 그러나 이 과산
화지질은 체내에서도 만들어진다. 세포를 감싸는 세포막(細胞膜)은
불포화지방산을 포함하는 지질과 단백질로 구성되어 있기 때문이
다.

　세포막에 과산화지질이 생기면 세포막이 파괴되어 세포는 본래의
생명 활동을 하지 못하게 된다. 그 결과, 간장의 세포에 과산화지질이
생기면 간경변(肝硬變), 혈관벽의 세포에 생기면 동맥경화로 전신에

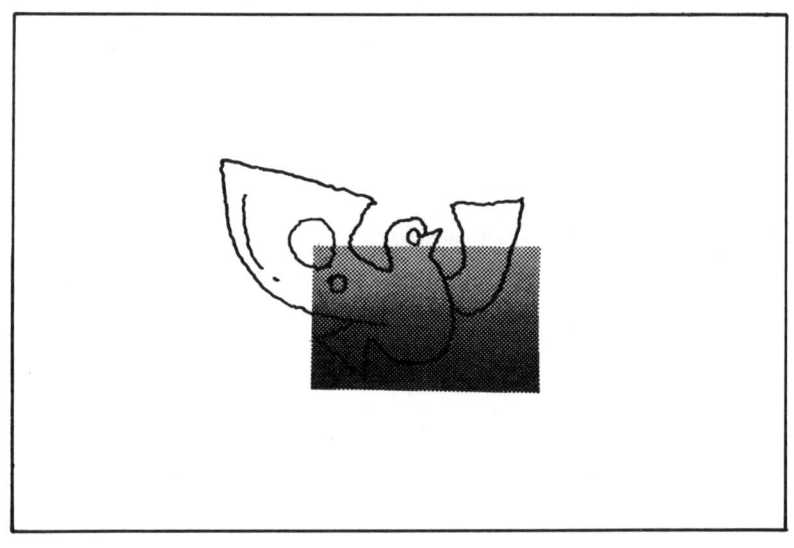

여러 가지 이상이 일어나는 것이다. 피부의 경우는 그 결과 피부의 노화가 진행된다.

자외선과 산소는 이 과산화지질을 만드는 조건이다. 피부는 언제나 공기와 자외선에 접하고 있으므로 과산화지질이 생기기 쉬운 조건을 갖추고 있는 것이다.

그러나 피부에는 과산회지질에 붙어 해를 없애는 SOD라는 물질도 존재한다. 이것은 태어난 직후부터 감소되어 간다는 것을 알았다. 그러므로 같은 양의 자외선을 쪼여도 아이 보다는 어른, 젊은 사람보다는 노인 쪽이 과산화지질의 해를 받기 쉬운 것이다.

이와 같이 자외선은 피부 세포를 직접적으로 파괴하고 간접적으로는 과산화지질을 만들어 노화를 촉진시키는 것이다. 따라서 연령 이상으로 주름을 만들지 않기 위해서는 규칙적인 생활을 하고 균형 있는 식사를 하는 것과 함께 자외선을 피하는 것이 무엇보다도 중요하다고 할 수 있을 것이다.

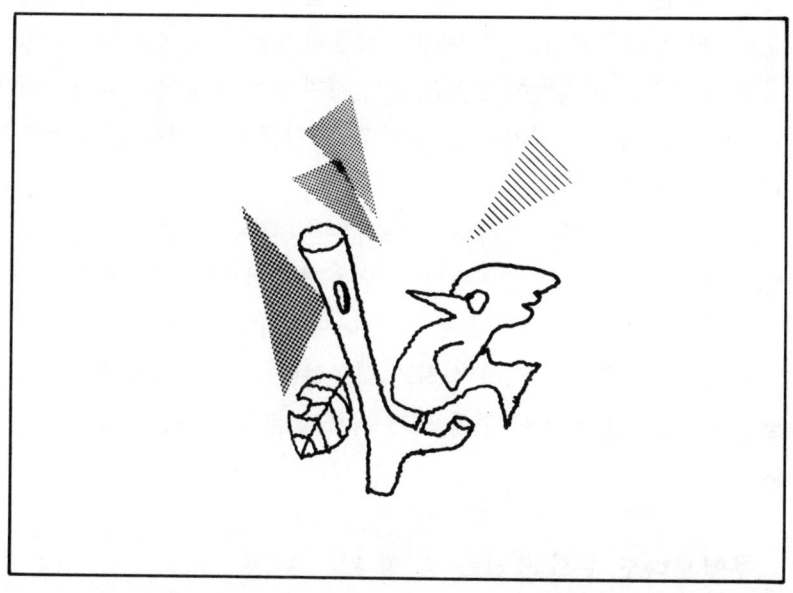

중년의 여드름은 이점에 주의한다

여드름으로 고민하는 것은 젊은 사람 뿐만이 아니다

여드름은 젊은이에게만 생기는 것이라고 생각하는 경향이 있으나 중년이 되어도 피지 분비가 많은 사람에게 생기는 경우가 있다.

피지의 분비는 피지막의 작용에 의해 결정되지만, 그 작용은 남성 호르몬의 지배를 받고 있다. 여성 호르몬에 비해 남성 호르몬의 비율이 많은 사람은 피지막이 잘 발달하여 피지 분비가 많아진다. 동시에 모공도 넓어지므로 피지의 분비가 많은 사람은 모공이 눈에 띄고 피부결이 곱지 못하다.

그러나 결이 곱지 않더라도 지성 피부인 사람은 건성 피부인 사람에 비해 잔주름은 그다지 생기지 않는 조건이므로 그렇게 낙담할 것은 없다. 그러나 신중해야 할 것은 여드름이다.

여드름이 염증을 일으켜 심하게 화농하여 피부가 망가져 상처가 남는다. 즉, 한층 모공이 눈에 띄게 되므로 젊어서부터 주의해야 한다.

무엇보다도 우선 세안을 잘 할 것

여드름이 어째서 생기느냐 하면 그것은 모공이 피지로 막혀 염증을 일으키기 때문이다.

피지는 모공 속에 개구(開口)하는 피지선(皮脂腺)에서 분비되고 모공에서 피부 표면에 퍼진다. 그러나 지성 피부인 사람은 피지막이 두껍기 때문에 모공에서 피지가 피부 표면으로 퍼지기 어려워 모공이 막혀 버린다.

이곳이 여드름을 만들기 시작하고, 속칭 백(白)여드름이라든가 흑(黑)여드름이라는 상태가 된다.

이 상태가 계속되면 막힌 모공 속에 분비된 피지가 쌓여 점차 피지선이 비대해져 마침내는 파괴되어 버린다. 그리고 여드름 간균(稈菌) 등의 작용으로 염증이 일어나 빨갛게 되어 여드름이 생기는 것이다. 이것을 전문적으로는 구진(丘疹)이라고 부른다.

이 면포(面皰) 또는 구진 때 깨끗하게 잘 조치를 해 두지 않으면 드디어 세균 감염을 일으켜 여드름은 농포(膿疱)라는 상태가 된다. 농포가 심해지면 피부가 파괴되고 치료한 뒤에 분화구 같은 구멍이 남게 된다.

이렇게 해서 생긴 상처는 치료할 수 없고 언제까지나 남기 때문로 절대로 여드름을 짜서는 안된다.

여드름이 생기면 우선 비누로 잘 씻어 더러움이나 여분의 기름기를 씻어 내고 머리카락이나 의복 등으로 자극을 받지 않도록 주의한다. 변비나 위장 장해, 수면부족도 여드름을 악화시킨다.

음식도 자극물과 단 것은 피하도록 하자.

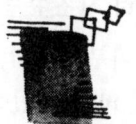

기미, 잔주름을 치료하고 건강한 피부를 위한 이론편

병원에서는
이렇게 치료한다

기미의 치료에 쓰이는 비타민 C,
프라센터엑기스

기미가 있는 사람은 일반적으로 남이 보는 것 이상으로 자신의 기미에 신경을 써 여러 가지 화장품을 바르기도 하고 비비는 경향이 있는 것 같다. 그러나 기미에 속효성(速効性)이 있는 약은 없으며, 매일 착실한 조치를 하여 기미를 얇게 하는 것 이외에는 방법이 없다는 것을 우선 먼저 이해해 두기 바란다.

하이드로키논 모노벤틸에텔이라는 속효성 있는 약이 있으나 유감스럽게도 우리는 사용할 수 없다. 이 약은 탈색(脫色)에 의해 기미의 색소 침착을 제거하는 것으로 백인처럼 피부가 흰 사람에게는 좋지만 우리가 사용하면 기미가 사라지는 대신 그부분의 피부가 탈색하여 새하얗게 되어 버린다. 그러므로 사용이 금지되어 있다.

현재 일반적으로 사용되고 있는 것은 비타민 C의 외용약(지용성 아스코르빈산 시퍼루에테르나 아스코르빈산 린산에스테르 마그네슘염)이다. 천연 비타민 C는 피부로부터 흡수되지 않지만 이 비타민 C는 피부로 흡수되는 형으로 바뀌어 있어 표피(表皮) 속으로 들어가 멜라닌 색소의 합성을 억제하는 것과 함께 생긴 멜라닌 색소의 색을

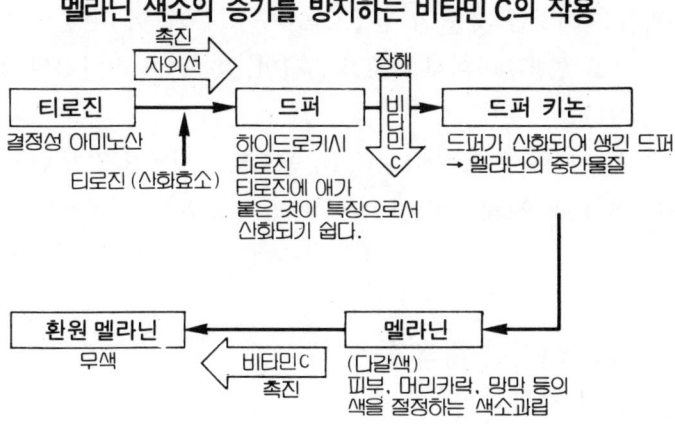

멜라닌 색소의 증가를 방지하는 비타민 C의 작용

얇게 하는 작용이 있다(작용의 메카니즘은 그림 참조).

효과는 매우 완만하지만 매일 아침, 저녁으로 게을리하지 않고 계속해서 바르면 3개월 정도면 효과가 나타나고 기미가 서서히 엷어져 간다. 단, 완전히 사라지는 것은 아니다.

또 매일 비타민C를 발라도 단 1회 해수욕장에 나가 직사광선을 쏘이면 곧 원래대로 되돌아가 버린다. 비타민C는 타는 것을 방지하지는 못하므로 비타민 C를 발랐어도 모자나 화운데이션, 썬스크린 등으로 자외선 대책을 확실히 해야 한다.

이외에 최근에는 프라센터 엑기스(태반 엑기스)에도 비타민 C와 같은 정도의 기미를 엷게 하는 효과가 있음이 확인되었다. 화장품 중에도 프라센터 엑기스를 포함하고 있는 것이 있으나 병원에서 치료를 목적으로 사용하는 경우와는 농도의 차이가 있으므로 같은 효과를 기대하기는 어렵다.

이런 약을 사용하는 동시에 기미를 눈에 띄지 않게 하기 위해서는 일상 생활에서 주의를 해야 한다. 일상생활에서 주의를 게을리 하면 아무리 비타민C를 발라도 기미를 엷게 할 수는 없다고 해도 과언이 아니다.

자외선을 피하는 것을 그 필두로 들 수 있는데, 이 외에 균형 있는 식사를 하고 수면부족이나 과로를 피하며, 정신적으로 안정된 생활을 하는 것이다.

기미에 신경을 써 초조해하면 그것만으로도 기미를 짙게 하는 요인이 되므로 마음을 바꾸어 밝고 여유 있는 기분으로 지내도록 해야 한다.

주근깨는 자외선 대책 등
예방법이 중심

주근깨는 유전적 요인에 의해 생기기 때문에 병원에서 치료를 해도 고칠 수 없다.

자기 자신이 주근깨가 눈에 띄지 않도록 노력해야 한다. 그 요점을 들어보자.

● 자외선을 피하기 위해 파운데이션을 바른다. 햇볕을 차단하는 크림을 바르는 것도 좋은 방법이지만, 그것은 주로 자외선 중 UVB라는 파장이 짧은 자외선을 차단한다. 실제로는 파장이 긴 자외선도 멜라닌 색소의 색을 짙게 만들므로 그것을 바르는 것 뿐만 아니라 얼굴 전면에 분 즉, 파우더를 발라 양쪽 자외선을 반사시키는 편이 보다 효과적이다.

이외에도,

● 모자나 양산으로 자외선을 막는다.

● 자외선이 많은 오전 10시에서 오후 3시 사이는 햇볕을 쪼이지 않는다.

● 골프나 테니스, 캠프 등 옥외 레크레이션을 즐기고 싶으면 주근깨가 짙어지지 않도록 타올이나 천으로 가리개를 만들어 자외선을 피한다.

라는 대책도 강구한다.

이상의 주의(注意) 외에 병원에서는 경우에 따라 1일 200mg에서 500mg의 비타민 C를 투여한다. 비타민 C도 어느 정도 주근깨가 짙어지는 것을 방지하는 작용이 있으나 일상 생활의 주의쪽이 주근깨에는 훨씬 큰 영향을 준다는 것을 잊어서는 안된다.

흑피증(黑皮症)은 끈기있게 치료하면 반드시 낫는다

흑피증(黑皮症)의 치료에는 평균적으로 2년이 걸리지만, 초조하게 서둘지 말고 끈기있게 치료를 계속하면 반드시 원래대로 깨끗한 피부로 되돌아온다. 그러나 그동안 의사의 지도를 잘 지킬 필요가 있다. 증상이 조금 나아졌다고 해서 자기 맘대로 화장을 하거나 치료를 마구 해서는 안된다.

다음에 든 것이 병원에서 행하는 기본적인 치료법이다.

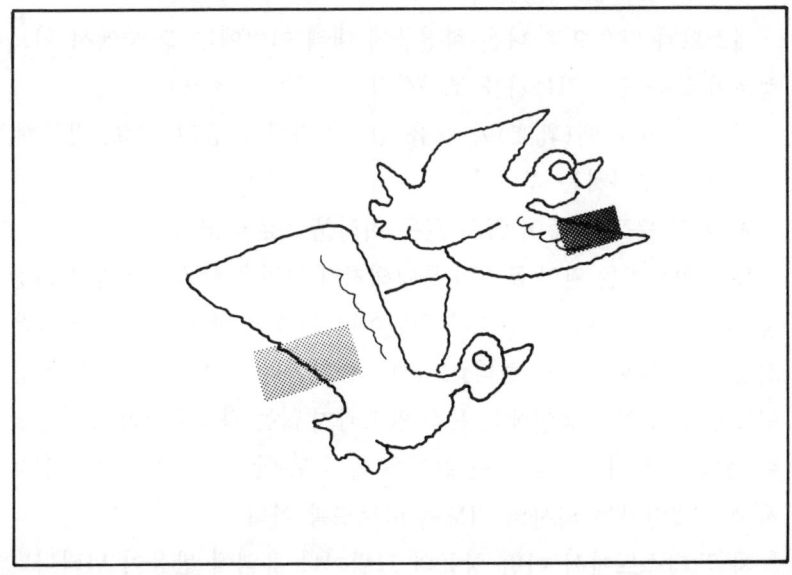

144

① 모든 화장품의 사용을 중지한다

원인이 분명하고 의사로부터 허가가 날 때까지 모두 중지한다.

② 원인을 찾는다

흑피증은 반복되는 것이 직접적인 원인이 되어 발생하므로 그 원인을 찾는다. 우리들의 경험으로는 흑피증의 70% 이상이 화장품 알레르기에 의해 독을 일으키고 있는 것이다.

그러므로 원인으로 화장품이 의심스러운 경우에는 우선 세안료에서부터 아이샤도우와 립스틱까지 사용하고 있는 화장품을 모두 지참하여 테스트를 받는다. 두팔 안쪽 등에 의심이 가는 물질을 첩포(貼布)하고 24~48시간 후에 피부 반응을 보는 방법이다. 그 물질에 알레르기가 있으면 빨갛게 붓고 수포가 생기는 등의 반응이 나타난다.

테스트만으로 원인 물질을 특정짓기는 어렵지만, 의심이 풀어진다.

③ 원인 물질을 특정한다

테스트가 양성으로 나온 화장품에 대해 이번에는 그 중에서 어느 성분이 독을 일으키는가를 조사한다.

예를 들어 유액(乳液)이 독을 일으킨다면 그중의 향료, 방부제, 색소 등을 조사하는 것이다.

④ 원인 물질이 들어 있지 않은 화장품으로 바꾼다

독을 일으키는 원인 물질이 분명해지면 그것을 함유하지 않은 화장품, 예를 들어 자스민 향료가 원인이면 그것이 함유되어 있지 않은 화장품을 사용하도록 한다. 그러나 습진이나 간지러움, 얼얼함 등 염증 증상이 있는 동안에는 독을 일으키지 않는 화장품이라도 사용할 수 없다. 염증이 가라앉으면 화장을 할 수도 있으나 구체적으로 언제 시작할 것인가는 의사의 지도에 따르도록 한다.

자극 테스트에서 어떤 상표의 크림이나 유액에 반응이 나타나면 그 상표 제품 모두를 쓰지 않는 사람이 있는데, 반드시 상표와 관계가 있는 것은 아니다. 다른 상표의 크림이라도 같은 원인 물질이 함유되어 있으면 역시 독을 일으키고, 같은 상표의 제품이라도 크림은 좋고 유액은 안된다라는 경우도 있다.

화장품을 사용할 것인지 않을 것인지는 하나하나의 성분으로 판단해야 하는 것이다. 그 결과, 사용할 수 있는 화장품은 어느 정도 한정되는 경우도 있으나 이것은 도리 없는 일이다.

이상과 같이 독의 원인을 제거하면 그대로 2년을 기다리는 것만으로 흑피증은 치료된다. 염증이 없어지면 파괴된 기저층(基底層)이 회복되어 멜라닌 색소의 진피내로의 낙하가 멈추고 또 이미 진피내에 있던 멜라닌 색소는 백혈구에 감싸여 소실되기 때문이다.

그러나 병원에서는 치유를 조금이라도 촉진한다는 의미에서 멜라닌 색소의 형성을 억제하는 비타민 C나 L·시스틴 또 피부의 신진대사를 촉진시키기도 하고 과산화물이 만들어지는 것을 방지하는 비타민E 등을 이용한다.

흑피증의 경우는 치료가 2년 전후로 길어지므로 우선 그 원인을 찾아내고 끈기있게 치료를 계속하는 것이 중요하다. 그러나 원인이 생활 용품에 널리 함유되어 있는 물질이면 완전히 주위에서 배제하기가 어려우므로 치료도 어려워진다.

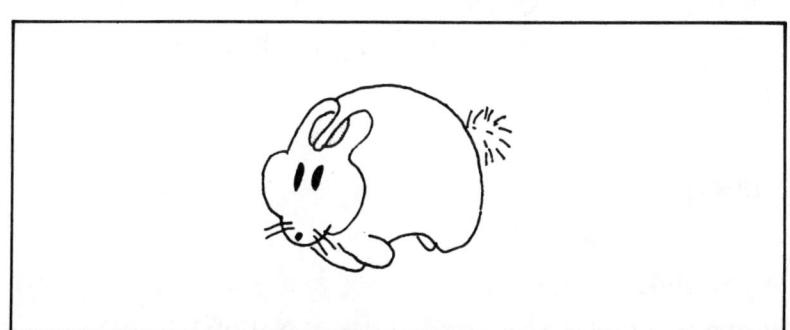

건조가 심할 때의
피부 치료

주름은 병이 아니므로 병의 치료 대상이 되지는 않지만 피부가 심하게 건조한 경우에는 치료를 한다.

치료에 사용되는 것은 비타민A와 E가 배합된 크림이다. 이 크림은 오랫동안 이용해도 해가 없고 보통 피부의 거침이라면 곧 낫는다. 어린이의 경우는 성호르몬의 분비가 적기 때문에 겨울에는 피부가 거칠다.

또 피부가 건조하여 염증을 일으키고 있는 경우에는 비스테로이드 계의 항염증제(抗炎症劑)가 들어 있는 연고를 사용한다. 염증에 의한 가려움이 멈췄다 하더라도 피부 밑의 염증은 아직 낫지 않은 것이므로 보통은 가려움이 없어도 2주일 정도는 계속해서 사용한다.

가정에서는 잠시 비누의 사용을 중지하고 피부를 따뜻한 물로 씻는다. 거칠음이 사라지면 밤에는 비누를 쓰지만, 아침에는 따뜻한 물만으로 세안을 한다.

피부가 이상하게 건조되는 것은 대부분 겨울철이므로 여름이 되면 아침, 저녁으로 비누 세안을 한다.

여드름의 치료는 내복약과
바르는 것 2가지 본위로

여드름 치료는 증상에 따라 내복약과 외용약(바르는 약)을 사용한다.

내복약

○ 비타민 B_2, 판테틴

모두 피지의 분비를 억제하는 작용을 갖고 있다. 판테틴은 장(腸)의 작용을 정비하여 변비를 해소시키는 작용이 있다.

○ 크린더마이신

항생 물질의 하나로 여드름균 분비물의 해를 저해하고 면포(面皰)가 구진(丘疹)이 되는 것을 억제하는 작용이 있다.

1일 1정을 8주 정도 복용하면 80%의 사람에게서 효과를 볼 수 있다.

○ 메사르몬F

호르몬의 균형을 정비하는 약으로, 특히 생리 전에 여드름이 악화되는 등 호르몬 이상을 생각할 수 있는 사람의 여드름에 이용된다.

외용약

○ 이오우로션

이오우는 피지의 분비를 억제할 목적으로 사용된다. 시판 여드름 치료약에도 이오우를 함유하고 있는 것이 있는데, 피지 분비가 많은 사람이 사용하면 건조가 지나치게 나타날 수 있으므로 주의가 필요하다.

○ 피오닌팩

항균제로 여드름균의 번식을 억제한다. 팩상이므로 여드름 부분에만 바르고 15분 정도 건조한 뒤 벗겨낸다.

○ 크린더마이신로션

내복약으로 사용하는 크린더마이신을 외용약으로 만든 것.

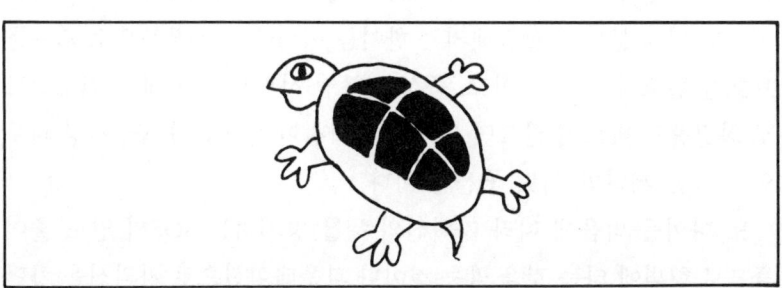

잘못 알고 있는 것 투성이 인 화장법 총점검

맨얼굴이니까 안심이라는
생각은 잘못

화장품을 좋아하여 계속해서 새로운 화장품을 사는 사람이 있는가 하면 또 한편으로는 화장품을 사용하지 않는 사람도 있다. 약은 되도록 사용하지 않는 편이 좋은 것처럼 화장품도 사용하지 않는 것이 피부에 제일 좋다고 생각하고 있는 것 같다.

그러나 화장품을 전부 부정하는 것은 잘못이다. TPO를 생각하며 바르게 사용하는 것이 필요한 것이다.

피지 분비가 왕성한 10대라면 몰라도 30대를 지나면 피부가 건조하기 시작한다. 이런 상태일 때 유액이나 크림을 사용하지 않으면 피부가 거칠어지거나 피부의 노화가 촉진된다. 건성 피부인 사람은 적어도 피지 분비가 활발해지는 한여름 이외에는 화장품으로 피부를 보호할 필요가 있을 것이고, 중성 피부인 사람도 겨울에는 건조하므로 화장품을 바르지 않으면 당기거나 거침이 심해진다. 단, 지성 피부인 사람은 세안만 해도 좋을 것이다.

또 나이를 먹음에 따라 자외선의 해를 방지하는 SOS의 양도 줄어들므로 햇볕에 타는 것을 막는 것이나 파운데이션으로 자외선을 차단

할 필요가 있다.

메이크업을 하든 하지 않든 그것은 자유이지만, 맨살을 보호하기 위해서는 맨얼굴 보다는 TPO에 맞추어 기초 화장품을 사용하는 편이 좋을 것이다.

자연 화장품이니까 안심이다라는 신화는 깨졌다

최근에는 자연 식품을 애호하는 사람이 계속해서 늘고 있는 것 같은데, 화장품 세계에서는 이런 자연 지향(志向)이 잘못된 쪽으로 확장되고 있는 것 같다. 자연 화장품이라면 몸에 해가 없다고 생각하고 있는 것이 그것이다.

그러나 자연 화장품이라고 해도 실제로는 이들만으로 보통 화장품과 다름없다고 생각하기 바란다. 정말로 자연 그대로로는 화장품이 되지 않기 때문이다.

옛날부터 있던 수세미물도 그대로 병에 넣어 두고 1~2일 지나면 곰팡이가 생겨버린다. 그런 일이 없도록 시판되고 있는 '자연 화장품'인 수세미물에는 방부제로 알콜, 보습제로 글리세린 등이 함유되어 있는 것이다.

또 많은 사람이 걱정하는 화장품 독도 자연 화장품에서도 마찬가지로 일어난다.

조금 생각해 보면 알 수 있지만 이것은 극히 당연하다.

알레르기성 비염(鼻炎)을 일으키는 식물이 있듯이 수세미물 때문에 독이 오르는 사람이 있다.

알로에 화장품을 신봉하고 있는 사람도 있으나 알로에는 피부과(皮膚科)의 교과서에 기재되어 있을 정도로 독을 일으키기 쉬운 식물이다. 알로에의 즙을 현미경으로 보면 바늘과 같은 예리한 결정체가 많이 함유되어 있다. 이 결정체는 매우 딱딱하여 피부를 상하게 해서 얼얼하게 만든다. 독을 일으키기 쉬운 사람은 식물 엑기스 배합의 화장품에는 아무튼 주의해야 한다.

또 이온 배합이라는 화장품이 있는데, 이온은 어떤 것에나 들어 있다. 물은 이온을 함유하고 있다. 따라서 어떤 화장품이나 물을 사용하면 이온은 들어 있는 것이다. 또 이온이 피부에 좋다는 과학적 근거는 전혀 없다.

그러므로 자연 화장품이므로 피부에 자극이 적고 일반 화장품이니까 피부를 자극한다는 생각은 잘못이다. 또한 자연 화장품이므로 안심하고 과신(過信)하는 것은 훨씬 위험하다.

또 자연 지향형의 또 한 가지 타입으로 한방 생약(生藥)을 배합한 화장품이 있는데, 타입의 화장품 중에는 한방약의 작용으로 피부에서 독소가 나오지 않도록 한다는 권유도 있으나 이것은 당치도 않은 잘못된 생각이다. 약으로 된 화장품은 병을 치료하거나 예방하는 것이 아니라 작용되므로 더욱 안정되어 간다. 만일 화장품에 독소를 배출시키는 격렬한 작용이 있다면 그것은 화장품이라고 인정할 수 없게 된다.

외제 화장품은
우리 피부에 맞지 않는다

해외 여행을 하는 사람이 늘었기 때문에 해외에서 화장품을 구입하는 사람이 많아졌다. 외국의 유명한 메이커의 화장품을 싸게 손에 넣을 수 있다는 것이 매력이겠지만 이것은 피부를 위한 것이 못된다.

첫 번째는 백인과 우리는 피부의 성질이 다르다. 오랜 시간 백인의 피부는 델리케이트하다고 생각되어져 왔으나 실은 황색 인종 쪽이 훨씬 델리케이트한 피부를 갖고 있다. 우선 피부의 두께를 인종별로 보면, ①흑인 ②백인 ③황색 인종의 순으로 황색 인종의 피부가 가장

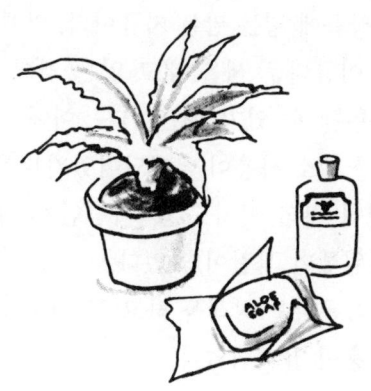

얇다.

또 우리가 아무리 지성(脂性)이라고 해도 평균을 내보면 피지의 분비량은 백인 쪽이 압도적으로 많은 것이다. 자극에 대한 저항력을 보아도 가장 민감하고 자극에 약한 것이 황색 인종이다.

즉, 백인은 두껍고 지방이 많으며 자극에도 강한, 건강한 피부를 갖고 있는 것이다.

우리들의 피부는 얇고 건조하기 쉽고 민감하다. 그러므로 결이 곱고 피부가 아름답다고 일컬어지는 것이다.

그런 우리가 기름기 있는 백인의 피부에 딱 맞는 화장수를 사용하면 이상(異常)이 있는 것은 당연한 일이다. 그런 점에서 우리나라에서 성공한 외국 화장품 메이커는 알콜 분량을 감소시키는 등 우리 피부에 맞는 화장품을 만들고 있다. 피부의 질 차이를 상품에 반영하고 있는 것이다.

또 한 가지 문제점은 화장품에 관한 제도상의 차이이다. 우리는 화장품에 대해서는 법적 규제가 엄격하고 화장품에 사용할 수 있는 성분도 정해져 있다. 허락된 것으로 화장품을 만들므로 그만큼 안심의 도가 높은 것이다.

그러나 예를 들어 미국을 보면 12종류의 성분 사용이 금지되어 있을 뿐 나머지는 화장품에 넣든 말든 자유이다. 외제 화장품 중에는 우리 나라에는 없는 아름다운 색을 내고 있는 것이 있는데, 그것은 색소를 풍부하게 사용할 수 있기 때문이다. 이에 비해 우리는 독 (毒)을 일으키기 쉬운 색소 사용이 금지되어있기 때문에 색채가 다소 한정되어 있다. 이전에 나의 환자도 몇 사람인가 적색 219호 라는 색소에 독이 올라 입원했던 사람이 있었다.

이 색소는 빛나는 아름다운 적색을 하고 있으나 결국 독을 일으키기 쉽다는 이유로 사용이 규제되었다.

이런 화장품의 차이가 큰 문제가 되는 것은 실제로 독이나 흑피증을 일으킨 경우이다.

게다가 외제 화장품에는 다음과 같은 주의서가 첨부되어 있는 경우가 있다. '이 화장품의 안전성은 아직 확인되어 있지 않습니다'

이런 표시를 본 뒤 소비자는 자신이 사용하고 싶은 제품을 정하게 된다.

즉, 어떤 화장품을 사용하든 자유이지만, 그것이 독이 되면 반은 자신의 책임이 되는 것이다.

이상과 같은 점을 비교하면 적어도 국산품 쪽이 안전하다고 할 수 있을 것이다.

자가제(自家製) 화장품에는
위험이 가득

두부나 된장 등의 음식물에서부터 의복에까지 요즘은 '직접 만들기' 가 재인식되고 있으나 특히 화장품에 한해서는 자가제(自家製)는 절대로 안된다.

우선 손으로 만든 것의 문제는 화장품을 만드는 손이 더럽다는 것이다. 아무리 소독약으로 손을 소독한다고 해도 열탕 소독 등을

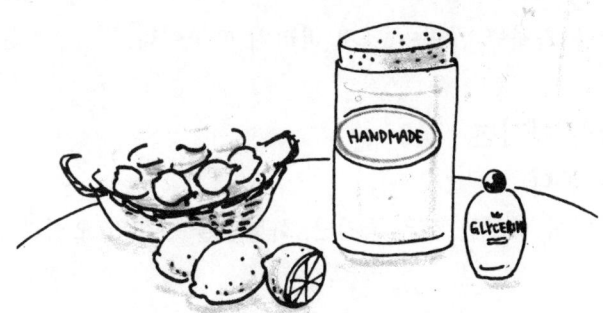

할 수는 없으므로 실제적으로는 손에 많은 잡균이 붙어 있다.

더러운 손으로 식물의 즙 등을 짜거나 손으로 섞으면 이것은 이미 잡균 덩어리이다. 그리고 용기도 세제 등으로 물에 씻어 사용하는 것이 대부분일 것이다.

그러나 수돗물은 음식물로 사용할 수 있도록 대장균 등의 관리는 되어 있으나 멸균되어 있는 것은 아니다. 인체에 영향은 없지만 다소의 잡균이 들어 있다. 그리고 이것이 기름이나 식물 엑기스 등과 함께 섞이면 풍부한 영양을 재료로 하여 잡균이 곧 번식을 시작한다. 이렇게 되면 조금이라면 해가 없는 잡균도 강력한 힘을 가지고 인체에 해를 주게 된다.

즉, 자가제(自家製) 화장품은 용기 속에서 잡균을 배양(培養)하고 있는 것과 같은 것이다.

그것을 모르고 부패하거나 곰팡이가 생긴 자가제 화장품을 얼굴에 바르거나 하면 생각지도 않은 위험을 초래하게 된다.

자가제 화장품은 그 내용물이 확실하므로 안심이라고 생각할지 모르지만 약국에서 구입하는 글리세린의 순도(純度)도 문제이고 알콜도 100% 순수한 것은 아니다. 그 점에서는 정말로 내용을 아는 것이 아니다.

또 시판되고 있는 화장품에 예를 들어 알로에 등을 섞어 사용하는 것은 안된다. 화장품은 그 자체로 안정되도록 설계되어 있으므로 여분의 것을 가하면 균형이 깨져 버리기 때문이다.

화장품을 아끼면
손해를 본다

경제 관념이 확실한 것은 좋지만, 화장품을 아끼면 오히려 손해를 보게 된다.

예를 들면 화장수나 유액을 손에 덜어 '다소 많은가'라고 생각할 때가 있다. 그러나 거기에서 일단 손에 던 화장품을 다시 병에 넣어서는 안된다.

한번 손에 닿은 화장품은 잡균이 많이 묻어 있다. 그것을 용기 속에 되넣는 것은 자가 화장품과 같이 잡균이 용기 안에서 증식되어 결국 독을 일으키거나 못쓰게 된다.

이와 마찬가지로 화장품을 오래된 용기로 옮겨서는 안된다. 큰 병의 화장수를 한개 사서 친구들끼리 병에 나누어 담는 것이 합리적인 것처럼 생각되지만 가장 불합리한 방법이다.

이전에 샴푸 때문에 독을 일으킨 남성이 입원한 적이 있었다. 이전부터 A라는 샴푸를 계속해서 썼다고 하는데 내용을 자세히 들어보니 A샴푸는 가격도 비싸며 양도 많아서 반은 원래의 용기에 두고 반은 다른 용기에 넣어 묽게 하여 2병으로 만들었다는 것이다.

원인은 잡균이 늘어나 부패한 샴푸를 사용했다는 데 있었다. 화장품은 꼭 청결한 상태로 사용하기 바란다.

'의약부외품 (醫藥部外品)'에는
위험 주의라는 의미도 있다

화장품 중에 '의약부외품 (醫藥部外品)'이라고 표시되어 있는 것이 있다.

그 이름을 보더라도 어떤 약품같은 이미지를 받게 될런지 모르지만 의약부외품은 의약품은 아니므로 '인체에 대한 작용이 완화된 것'이라는 규제를 받고 있으며, 강력한 치료 효과나 예방 효과는 없다.

다만 의약부외품이 일반 화장품과 다른 것은 비타민 C나 E, 부신피질 호르몬 등 많이 사용하면 약이 되는 성분을 첨가한 것이라는 점이다. 그런 의미에서는 '약(藥)'이 들어 있다고도 할 수 있지만, 그 양이 극히 적어 강력한 치료나 예방 효과를 기대하는 것은 무리이다. 화장품과 마찬가지로 일반인이 구입해도 위험이 많다는 것을 전제로 하고 있으므로 의약품처럼 강한 작용을 기대할 수는 없는 것이다.

따라서 의약부외품에 약과 같은 치료 효과를 기대하고 사용하면 오히려 강하게 비벼 바르거나 하여 증상을 악화시켜 버리는 경우가 있다. 예를 들면 비타민 C 배합 크림을 하룻밤 발라 기미가 없어지지 않는다고 초조해 하며 크림을 박박 비벼 바르는 것은 자극성 피부염을 일으키는 예가 된다. 효과가 나타나기까지는 3~4개월이 걸린다는 것을 잘 이해해야 하는 것이다.

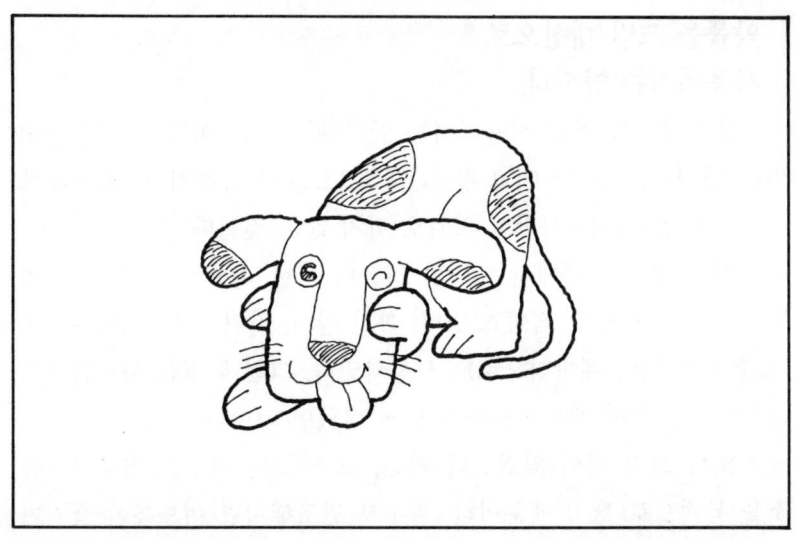

그리고 걱정이 되는 것은 의약부외품을 마치 보건약처럼 예방적인 의미로 사용하는 사람이 있다는 것이다. 기미가 생기지도 않았는데 장래에 생길지도 모른다고 생각하여 기미 예방으로 의약부외품을 사용한다고 해도 전혀 예방이 되지는 않았다.

게다가 의약부외품은 화장품의 일종이라고는 해도 약도 되는 성분을 다분히 포함하고 있으므로 보통 화장품보다 성분이 복잡하다. 그런 만큼 알레르기인 사람에게 있어서는 독을 일으킬 위험이 높아진다고도 생각할 수 있는 것이다.

또 의약부외품에는 다른 의미도 있다. 예를 들면 파마넌트로션이나 머리 염색약도 의약부외품의 일종이다. 이런 것을 잘못 사용하면 독이 생기거나 털이 녹아 버리는 경우도 있어 위험하다. 그러므로 '위험이 있으므로 충분히 주의하여 사용하도록'이라는 의미도 있는 것이다.

이상을 생각하더라도 의약부외품은 필요할 때 이외에는 사용하지 않는 편이 무난할 것이다.

약품을 크림 대신으로
사용해서는 안된다

약품을 화장품처럼 사용해서는 안된다는 것은 여러분도 잘 알고 있을 것이다. 그러나 연고 등을 밑화장으로 사용하거나 세안 후에 사용하여 실패하는 사람이 의외로 적지 않은 것같다.

얼마 전에 피부과에서는 어떤 연고에 의한 피부염이 고유명사가 될 정도로 늘어났던 적이 있었다. 까진 상처, 잘린 상처, 여드름에까지 효과가 있어 예방약으로도 사용되었다. 그런데 젊은 사람들까지 피부가 건조되어 까칠까칠하게 되어 버렸던 것이다.

어째서 그런 일이 있었느냐 하면, 그 연고는 피부를 건조시키는 것을 목적으로 했기 때문이다. 피부가 건조해지면 여드름이 생기기 어려워지고 세균이 번식하기 어렵기 때문에 상처가 화농되지 않고 낫는다. 이런 작용을 모르고 계속 사용하여 피부가 점점 건조되었던 것이다.

더욱 무서운 것은 부신피질 호르몬의 외용약이다. 부신피질 호르몬은 간지러움이나 염증에 매우 비상한 효과가 있다. 그 때문에 종종 염증으로 고민하는 사람 중에 조금만 가려우면 곧 부신피질 호르몬을 이용하는 사람이 있다.

A씨의 경우도 그랬다. 그녀는 본래 화장품 독이었으며 부신피질 호르몬을 바르면 증상이 가라앉았으므로 3년 동안이나 약을 바른 뒤 화장을 했던 것이다.

병원에 왔을 때는 이미 부신피질 호르몬 작용으로 피부가 얇아지고 모세혈관이 들떠 얼굴이 빨개져 있었다.

이런 부신피질 호르몬의 부작용에 의해 일어나는 증상은 상당히 까다로워 회복되기까지는 오랜 시간이 걸린다.

피부병에 아무리 잘 듣는 약이라도 상용(常用)하면 여러 가지 트러블이 일어난다는 것을 여기에서 다시 한번 확인해 두자.

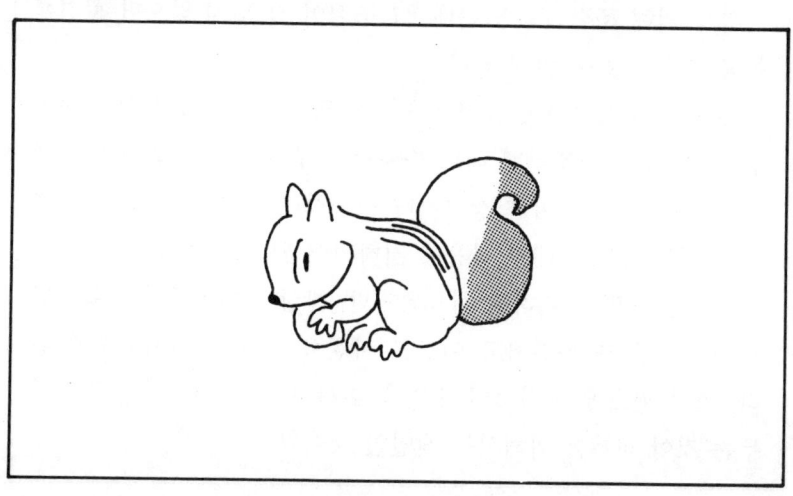

수면 부족은
피부를 괴롭힌다

　피부의 상태는 몸의 컨디션에 따라 크게 달라진다. 최근에는 과도한 다이어트로 피부를 망가뜨리는 사람이 늘고 있고, 과로나 변비, 설사 등도 피부를 자극하여 약하게 만든다.

　그중에서도 특히 수면 부족은 즉각적으로 피부에 영향을 미친다. 충분한 수면을 취하지 않으면 지성 피부인 사람은 더욱 지성이 되고 건성 피부인 사람은 더욱 까칠해져 건조해진다.

　그러므로 지성 피부인 사람은 여드름이 생기기 쉬워지고, 건성 피부인 사람은 거울을 보면 잔주름이 눈에 띄어 깜짝 놀라게 된다.

　이런 피부의 변화는 자율신경(自律神經)의 작용이 수면부족에 의해 저하되기 때문에 일어난다. 땀의 분비나 혈액의 흐름은 자율신경에 의해 조절되고 있는데, 그 조절이 잘 되지 않으면 환경에 몸을 순응시킬 수 없게 된다.

　예를 들면 24시간 단면(斷眠)을 한 뒤에는 피부를 식혀도 좀처럼 식지 않고, 따뜻하게 해도 좀처럼 피부 온도가 올라가지 않게 된다. 이것은 혈관이 확장하거나 수축한 채 그대로 있는 상태가 되어 외부 온도에 대한 반응이 저하되어 있기 때문이다.

　충분한 수면을 취하면 회복되지만, 항상 수면부족이 반복되면 피부의 노화가 촉진되고 여드름 때문에 피부도 지저분하게 된다. 역시 평소에 규칙적인 수면을 취하여 몸의 컨디션을 정비해 두는 것이 피부를 위해서는 제일인 것이다.

세안 브러시는
기미의 원인

요즘 젊은 사람을 중심으로 긴 손잡이가 있는 세안 브러시가 유행하고 있는 것같다. 화장품은 피부를 보호할 뿐만 아니라 여성에게 있어서는 심리적인 만족감을 주는 즐거움의 하나이기도 하므로 깨끗하고 아름다운 용기를 보거나 소도구를 보면 그만 마음을 빼앗기는 것도 무리는 아니다.

그러나 피부과 의사의 입장에서 보면 세안 브러시는 결코 권할 만한 것이 못된다. 쓱쓱 비비는 동안에 그것이 만성적(慢性的)인 물리적 자극이 되고 멜라노사이트의 작용을 항진(亢進)시켜 기미를 만드는 원인이 되기 때문이다.

세안 브러시를 사용하여 얼굴이 근지럽거나 아프면 기미를 만드는 상태라고 판단하기 바란다.

쓱쓱 비비면 안된다는 것은 비단 세안 브러시에 한한 이야기는 아니다. 나일론 브러시나 딱딱한 타올로 몸을 계속 비벼도 자극을 받은 부분에 주름이 되는 부분을 제외하고 기미가 생기므로 원인을 추측할 수 있다.

매일 열심히 계속해서 비비면 5년, 빠른 사람은 2년만에 기미가 생긴다. 세안 브러시를 사용하지 않고 손으로 세안해도 더러움 제거에는 큰 차이가 없으므로 일부러 세안 브러시를 사용할 필요는 없다.

화장품을 빌려 쓰는 것은
피부 트러블의 원인

어느 화장품이 좋으냐 하는 판단은 종종 입으로 전해지는 경우가 많은 것 같다.

"피부가 탄력이 있고 좋으니까 당신도 사용해봐요."라는 대화를

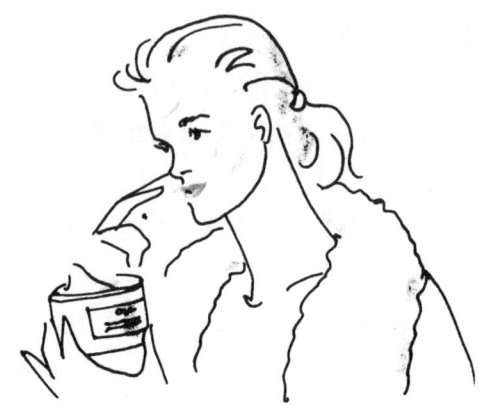

자주 듣는다. 그러나 사용해서 좋았던 것은 '나'의 경우이고, 그것이 '당신'에게도 통용되는지 어떤지는 알 수 없다. 연령, 성별, 환경, 개인에 따라 피부의 타입은 각각 달라지는 것이기 때문이다.

특히 많은 것은 어머니와 딸 사이에 화장품을 빌려 쓰는 경우일 것이다.

그러나 젊은 사람은 일반적으로 피지의 분비가 많다. 그러나 이미 중년에 달하여 피부가 건조한 어머니의 화장품을 쓰는 것은 너무 유분이 많아 여드름을 만들게 된다. 반대로 딸이 사용하는 유분이 적은 크림이나 화장수를 어머니가 사용하면 피부가 거칠어져 버린다.

여성용 화장품을 남성이 사용하는 것도 그렇다.

남성은 본래 피지의 분비량이 많아서 여성 중에서 여드름이 생기기 쉬운 사람 즉, 기름기가 많은 여성의 피부와 보통 남성이 거의 같은 정도로 피지를 분비한다. 여성은 40대에서 20대 후반 정도까지 피지의 분비량이 저하되지만, 남성은 60대가 되어 겨우 분비량이 줄어 다소 건조해진다. 그러므로 남성은 50대까지 크림을 사용하지 않아도 되는 것이다.

남성은 60대 정도가 되어 세안 후나 면도 후에 당기는 것을 느끼게 되면 남성용 화장품을 사용하는 것도 좋을 것이다. 단, 이때 아내의 크림을 빌려 쓰면 지나치게 유분이 많으므로 주의하기 바란다.

또한 중고년의 아내가 남편의 남성용 화장품을 사용하면 반대로 피부가 건조해지는 경향이 있다. 이런 피부질의 차이를 잘 이해한다면 간단하게 화장품을 빌리지는 못할 것이다.

피부의 트러블을 가져오는 또 하나의 요소로 알레르기가 있다. 알레르기를 일으키는 원인 물질(알레르겐)은 사람에 따라 여러 가지이므로 화장품은 자신의 피부에 맞는 것을 자기가 직접 선택하는 것이 중요하다

비누 세안이
피부를 거칠게 한다는 말은
미신에 지나지 않는다

나이를 먹음에 따라 피지의 분비량이 저하되고 세안 후 당기는 느낌이 들면 비누로 피지막을 떨어뜨리지 않는 편이 좋지 않을까. 그러나 이런 생각은 역시 잘못이다.

피지막은 지성의 막이므로 더러워지기 쉽고, 공기 중의 더러움이나 먼지가 부착되기도 하며 안으로 녹아 들어가 피지막의 성질을 바꾸어 버리는 경우가 있다. 또한 안으로 녹아 들어간 물질이 피부에는 유해한 것인 경우도 있다. 또 하루 종일 공기나 자외선을 쪼인 피지막은 불포화지질(不飽和脂質)이라는 유해(有害)한 물질이 만들어지고 있다. 과산화지질은 매우 강한 자극작용을 가지고 피부를 노화시키는 원인이라고 일컬어지고 있다.

이런 더러움을 떨어뜨리기 위해서는 역시 물 세안만으로는 불충분하다.

크린싱제로 화장품을 제거한 뒤에 미지근한 물로 비누 세안을 하지

않으면 더러움이 깨끗하게 제거되지 않는다. 더러움이 붙어 있는 채로 그냥 두면 그것이 피부를 자극하여 피부가 거칠어지는 원인이 되는 것이다.

비누는 알칼리성이므로 약산성(弱酸性)인 피부에는 좋지 않다고 하는 사람이 있으나 건강한 피부에는 알칼리성을 산성으로 되돌리는 힘이 있으므로 곧 중화(中和)되어 해는 없다. 단, 습진이나 독이 있는 사람은 일시적으로 비누 사용을 중지한다.

비누로 피부가 거칠어진다는 사람은 잘 헹구지 않은 것이 원인인 경우가 많다.

비누는 오랫동안 피부에 남아 있으면 피부를 알칼리로 만들어 자극한다. 이것은 비누 때문이 아니라 잘못 사용하기 때문이다.

단 비누 그 자체의 질도 여러 가지이다.

피지의 분비가 왕성한 젊은 사람은 보통 비누로 세안을 해도 상관없을 것이다.

그러나 피부가 건조되기 쉬운 사람은 역시 탈지력(脫脂力)이 약한 세안용 비누를 사용하는 편이 좋을 것이다. 그래도 피부가 당기는 사람은 더욱 자극이 적고 탈지력도 약한 저자극 비누를 시험해 보기 바란다.

고급 화장품과 싼 화장품은
정말로 어느 쪽이 득인가

최근에는 고급품(高級品) 지향이 있어 화장품도 점차 고가품이 생기고 있다. 이런 고가 화장품과 싼 화장품을 사용하는 것은 어느 편이 긴 안목으로 볼 때 득이 되는가.

결론부터 말하자면 고가 화장품이니까 좋고, 싼 것이니까 나쁘다고는 할 수 없다. 화장품의 가격에는 여러 가지 요소가 가미되어 있고 싼 것이라도 양심적으로 만들어진 것도 있기 때문이다.

그러나 너무 싼 화장품은 생각해 볼 필요가 있을지도 모른다. 이런 화장품에는 원료가 충분히 정제(精製)되지 않아 불순물(不純物)이 많이 포함되어 있다. 이런 불순물은 피부를 자극하여 독을 일으키는 원인의 하나가 된다.

단 싼 것이라도 오랫동안 소비자의 신뢰를 받으면서 다소의 적자를 각오하고 그 가격을 유지하고 있는 것도 있고, 작은 메이커라도 좋은 제품을 만들고 있는 곳도 있다. 가격이 문제가 아니고 메이커측의 양심적인 자세가 문제인 것이다.

한편 지나치게 비싼 화장품은 어떤 의미에선 피부과 의사를 고민하게 만드는 일도 있다.

10년 전의 일인데, 어떤 화장품 메이커에서 8만 4천원이라는 당시로서는 깜짝 놀랄 정도의 고가품 크림을 발매했다. A씨가 그것을 샀는데 안타깝게도 알레르기를 일으켜 버렸던 것이다. 알레르기에 의한 독은 화장품의 좋고 나쁨과는 관계없이 나타나는 것으로 아무리 좋은 화장품이라도 알레르기를 일으키는 사람이 있는 것이다.

그러므로 사용을 중지하도록 하여 일단 좋아졌으나 3개월 후에 또 찾아왔다. 3개월도 되지 않았는데 이제는 괜찮을 것이다라고 생각하여 또 사용해 보았다는 것이다. 여성의 화장독은 알레르기이므로 시간이 경과해도 같은 화장품은 사용해서는 안된다고 설명했으나 그녀는 비싼 화장품을 버리기 아까워 또 발랐던 것이다.

비싼 것은 버릴 수가 없는 것이 사람의 마음일지 모르지만, 미용을 위해서는 화장품이 피부를 상하게 해서는 아무런 득이 없다.

화장품 선택은 외견(外見)이나 가격에 구애되지 말고 신중하게 구입하기 바란다.

화장품은 보존 방법에 따라 달라진다

화장품은 뜨겁지 않고 빛이 닿지 않는 곳 즉, 냉암소(冷暗所)에 보관하는 것이 기본이다.

밝은 곳이 아니면 화장을 할 수 없기 때문에 화장품까지 밝은 곳에 두는 사람이 있는데, 이것은 화장품을 빨리 못쓰게 만든다. 적당한 열과 산소가 있으면 화장품에 함유되어 있는 유분(油分)이 산화하여 과산화지질(過酸化脂質)을 만들기 때문이다. 이런 화장품은 계속 사용하면 피부가 거칠어진다.

또 샘플을 여행용으로 오랫동안 보존해 두는 사람이 있는데, 너무 장시간 경과하면 화장품은 역시 산화된다. 특히 여름철이 지난 화장품에는 신경을 쓰는 편이 좋을 것이다. 이상한 냄새가 나면 사용하지 않는 것이 좋다.

또 화장품 용기도 투명한 것보다는 색이 있는(자외선을 차단한다), 밀봉성(密封性)이 높은 것 쪽이 산화되기 어려운 것이다. 가장 좋은 것은 튜브식이지만, 약같은 느낌이 들어 꿈이 적어지기 때문인지 그다지 선호하지 않는 것같다.

또 프레스트 파우더나 팬케잌에는 셀로판이 붙어 있는데, 이것은 버리지 않도록 한다. 퍼프를 직접 위에 얹으면 퍼프가 화장품의 유분을 흡수하여 변성되기 쉽기 때문이다.

크게 유행하는 것은
A형 바이러스

어쩐지 야단스런 증상, 야단스런 유행을 하는 인플루엔자이지만 이 '감기'도 바이러스로 일어난다. 감기의 제왕인 인플루엔자 바이러스의 정체를 여기서는 가능한 한 알기 쉽게 설명해 가도록 하겠다.

인플루엔자 바이러스에는 A, B, C 세 가지 형(型)이 있다. 이 가운데 유행의 횟수와 규모가 압도적으로 많은 것이 A형이다. B형은 때때로 유행하고, C형은 거의 유행하지 않는다.

이 세 가지 바이러스는 증상엔 다소 차이가 있어도 많은 공통점이 있다. 그렇지만 감염이나 항체에 관해서는 전혀 무관하며, 형(型)이 다르면 항체는 어떠한 도움도 되지 않는다. 그대로 동형(同型)이 몇 개의 아형(亞型)으로 나눠지고, 동아형(同亞型) 같은 것이 또 몇 개의 이형(異型)으로 나눠지므로 동형(同型)이라도 아형(亞型)이나 이형(異型)이 다르면 항체가 쓸모없게 된다. 이것은 바이러스의 항체구조가 때때로 변화하기 때문인데, 특히 A형은 매년 조금씩 변화하고, 또 10년 간격 정도로 크게 변화한다고 하는 식으로 변화무쌍한 양상을 나타내고 있다.

인플루엔자 바이러스의 발견은 A형이 1933년, B형이 1940년, C형이 1949년이지만, 이 세 가지형이 다 나온 후의 유행을 조사해 보아도 아시아 감기, 홍콩 감기라는 2가지 대유행은 둘 다 A형 바이러스에 의한 것이다.

항체가 효과가 없어지는 것은
바이러스가 형을 바꾸기 때문

바이러스의 항원구조는 어떻게 변화하는가, 여기에서 이제 좀 자세히 짚어보기로 한다.

인플루엔자 바이러스는 직경이 약 1만분의 1mm라는 작은 생물이

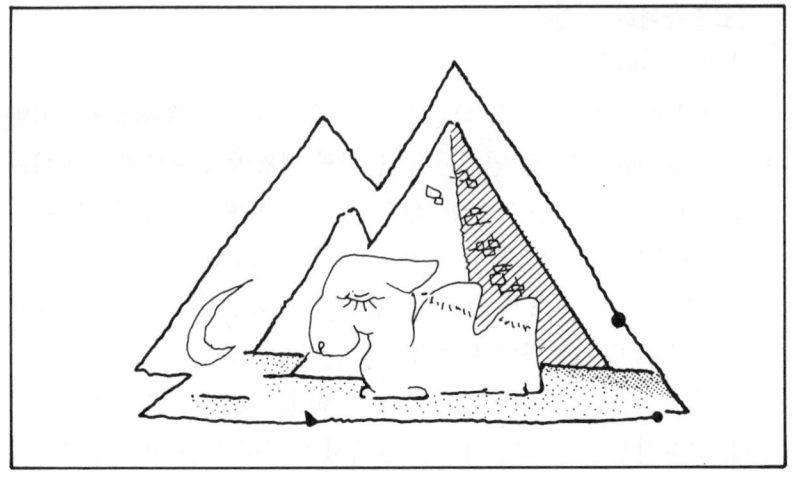

다. 그림에도 나타나듯이 중심부는 바이러스의 유전자인 핵산(核酸)
이 단백질과 결부된 형을 하고 있고, 그 주위를 엔베로프(막 ; 膜)
이 둘러싸고 있다.

막의 표면에는 가시같은 돌기물(주로 단백질)이 많이 나 있고,
가시는 다음의 두 종류로 나눠진다. 하나는 적혈구를 응집(凝集)시키
는 작용을 가진 적혈구 응집소항원(HA항원), 또 하나는 효소의 작용
을 가지는 뉴라미니테스항원(NA항원) 이다.

우리들의 몸이 인플루엔자의 항체를 만들 때는 이 두 종류의 항원
이 일종의 표적으로 사용된다.

그렇지만 성가신 것은 이 두 종류의 항원은 자주 변화하고, 그
때문에 항체가 효과가 없는 상태도 생긴다.

1957년 아시아 감기에서는 지금까지 있었던 A형 바이러스가 HA
항원(이하부터 H항원이라고 표시)과 NA항원(이하부터 N항원으로
표시)은 모양을 바꾸어 세계적으로 대유행이 되었다. 1968년의 홍콩
감기에서는 N항원은 똑같지만 H항원이 완전히 바뀌어 있었다.

이렇게 인플루엔자의 세계적인 유행은 H항원이나 N항원이나 혹은

두쪽이 다 바뀌고 말았을 때에 일어난다.

인플루엔자 바이러스의 H항원과 N항원은 이러한 대변화 이외에도 매년 조금씩 변화하고 있다. 인플루엔자의 소유행(小流行)이 매년 일어나는 것은 그 때문이다.

인플루엔자 바이러스의 형(型)을 대충 설명하면, A형, B형, C형의 차이는 바이러스 중심부의 차이나 N항원의 차이라고 말하게 된다. 그것에 대해서 같은 아형(亞型) 중에 이형(異型)의 차이는 H항원, N항원의 어느 하나가 또는 두 가지 모두 조금씩 다르다고 말할 수 있다.

왁찐의 효과는
찬반양론(贊反兩論)

인플루엔자에는 예방 왁찐이 있다. 그러나 그 효과의 정도는 찬반 양론으로 나뉘어 확실하지 않다.

인플루엔자 왁찐은 그 해에 유행할 것이다라는 형(型)을 예측하여 만들어진다. 그것은 초여름에 유행했던 형(型)이 그 겨울에도 유행하는 경우가 많고, 미리 왁찐을 만들어 두지 않으면 유행의 절정기에 맞출 수 없기 때문이다.

그렇지만, 이전의 왁찐은 그 해의 2~3월경에 유행했던 바이러스의 뿌리를 사용하고, 그것이 왁찐의 효과가 없는 한 원인이라고 말하고 있다. 그래서 1986년부터 초여름에 유행했던 뿌리를 사용하게 되었고 그 유효율(有效率)도 높았다고 한다.

의사 사이에서도 건강한 어린이나 어른에겐 왁찐이 필요없다는 의견이 대부분이다. 단지 기관지 천식 등처럼 호흡기 질환이 있는 어린이나 노인이 인플루엔자에 걸리면 중병이 되기 쉽고, 왁찐을 접종하면 호흡기의 합병증을 예방할 수 있으므로 필요하다고 말하는 것이다.

지금 현재로서는 어느 쪽에도 손을 들지 않지만, 만약 왁찐을 접종한다고 하면 시간을 선택하지 않으면 안된다. 이렇게 말하는 것은 인플루엔자의 왁찐은 3~4개월 동안밖에 효과가 지속하지 않으므로 너무 빨리 접종하면 유행의 절정기엔 항체(抗體)가 떨어지고 말기 때문이다.

인플루엔자는 보통 서쪽에서 동쪽을 향해 유행한다. 왁찐을 찍고자 하는 사람은 항체의 절정과 유행의 절정이 맞도록 의사와 잘 상담하도록 한다.

제철 식품을 충분히 먹고
저항력을 기르도록

왁찐으로조차 결정타가 되지 않는 이상, 인플루엔자에는 이것이야말로, 라고 하는 예방책이 없다. 감기 증후군과 마찬가지로 저항력을

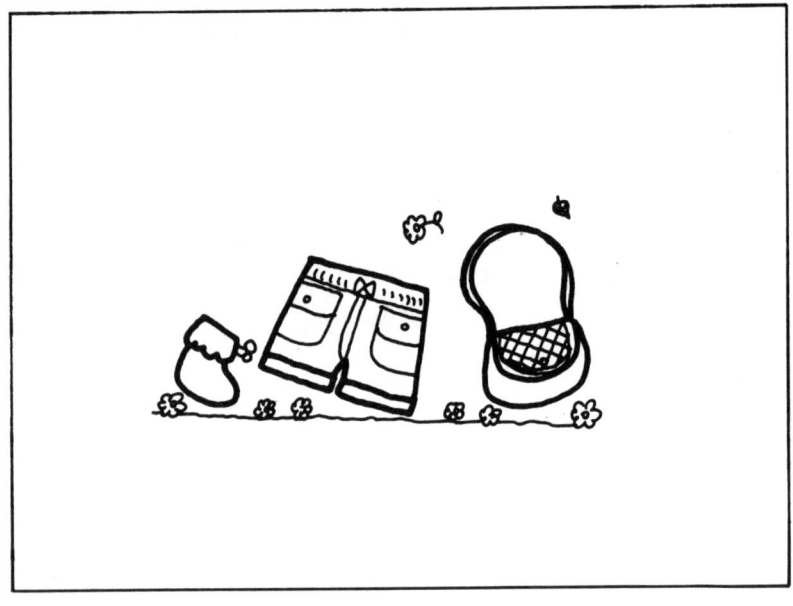

기르고 일단 감기에 걸려버렸다면, 안정을 취하는 흔한 방법이 실은 가장 효과가 있다.

저항력을 기르는 방법으로는 우선 영양의 균형을 맞춘 식사를 정확히 하는 것이다.

특히 피부나 점막을 정상으로 유지하는 작용이 있는 비타민A, 비타민 $B_2 \cdot B_6$, 나이아신, 비타민C, 비타민E 등이 부족하지 않도록 신경을 쓴다. 겨울은 이들 비타민을 많이 포함하고 있는 푸른 채소류, 감귤류, 연어, 고등어, 굴(조개) 등의 계절이다. 제철 식품을 중심으로 한 메뉴야말로 인플루엔자를 이겨내는 식사라고 할 수 있다.

또 건포마찰(마른 수건 마찰), 냉수마찰, 체조, 스포츠 등도 피부나 점막을 단련하는 데 도움이 된다. 체력을 생각해서 무리하지 않도록 하는 동시에 즐겁게 몸을 단련시키자.

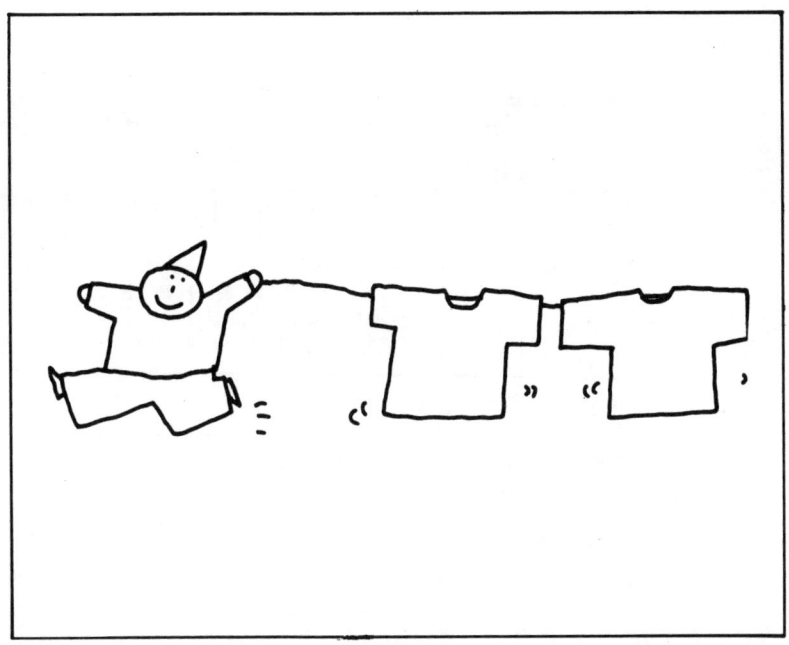

판권
본사
소유

기미 · 잔주름 방지법

2006년 1월 25일 재판
2006년 1월 30일 펴냄

지은이 / 현대건강연구회
펴낸이 / 최　　상　　일

펴낸곳 / 태 을 출 판 사
서울특별시 강남구 도곡동 959-19
등록 / 1973년 1월 10일(제4-10호)

＊잘못된 책은 구입하신 곳에서 교환해 드립니다.

■ 주문 및 연락처
우편번호 [1][0][0]-[4][5][6]
서울특별시 중구 신당6동 52-107 (동아빌딩 내)
전화 / 2237-5577 팩스 / 2233-6166

ISBN 89-493-0267-5-13510

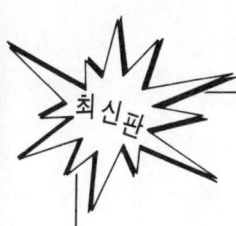
최신판

현대 가정의학 시리즈"